康复护理实践与探究

沈泽群　著

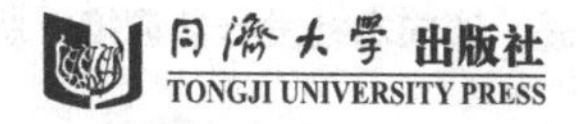

内容简介

康复护理学是一门旨在研究伤病者与伤残者身体、精神康复的护理理论、知识、技能的学科。康复护理的目标是为维持患者健侧部分的身体功能，协助患者伤侧的康复训练，使家属了解患者的需要，协助患者完成独立自我照顾，以使患者功能恢复和再建，提高其生存质量，为回归社会创造条件。

本书介绍了康复护理学的基础，人体功能康复的基础，常见病症患者的康复护理过程中常见问题的处理。读者通过认识康复医学的基本理论、治疗技术，能够进一步掌握康复护理的理论、知识和技能，并在常见病的康复中积极主动地发挥康复护理的作用，促进康复对象实现全面康复的目标。本书内容通俗易懂，具有较强的实用性和可操作性，适合护理专业人员和患者家属阅读。

图书在版编目（CIP）数据

康复护理实践与探究 / 沈泽群著 . — 上海 : 同济大学出版社 , 2020.6（2024. 10重印）
ISBN 978-7-5608-9111-8

Ⅰ . ①康… Ⅱ . ①沈… Ⅲ . ①康复医学—护理学
Ⅳ . ① R47

中国版本图书馆 CIP 数据核字 (2020) 第 095863 号

康复护理实践与探究

沈泽群 **著**
责任编辑 张平官 **责任校对** 徐春莲 **封面设计** 乐 乐

出版发行 同济大学出版社 www.tongjipress.com.cn
（地址：上海市四平路 1239 号 邮编：200092 电话：021-65985622）
经　　销 全国各地新华书店
印　　刷 三河市元兴印务有限公司
开　　本 880mm × 1230mm 1/32
印　　张 4.25
字　　数 200 千字
版次印次 2021 年 6 月第 1 版 2024 年 10 月第 2 次印刷
书　　号 ISBN 978-7-5608-9111-8

定　　价 48.00 元

前言

preface

康复护理学是一门旨在研究伤病者与伤残者身体、精神康复的护理理论、知识、技能的学科。康复护理的目标是为维持患者伤侧部分的身体功能，协助患者伤侧的康复训练，使家属了解患者的需要，协助患者完成独立的自我照顾，以使患者功能恢复和再建，提高其生存质量，为其回归社会创造条件。

随着生活水平的不断提高，人们对生活质量也有了更高的要求；加之老龄化加剧，工伤事故、交通事故的增多给康复医学带来了契机和新的要求。康复医学发展迅速，先进的技术和理念不断被开发，康复医师、康复治疗师等职业也逐渐被人们重视。与康复医学、康复治疗学的发展相比，虽然康复护理学在我国发展相对滞后，但是随着早期康复理念的广泛深入，神经康复护理、慢性病康复护理、手术快速康复、社区康复等各亚专科的护理正在康复护理发展道路上，凸显出其对降低医疗成本、降低残疾率、促进患者回归社会的作用。

康复护理的主要目的是患者的“自我护理”。因此，护理人员对患者的康复护理知识宣教显得尤为重要。护理人员应该充分了解患者的条件，合作参与到患者的生理、心理和社会状况的评估中。护士的作用是支持和尊重患者需求的多样性，充分认识到情感支持和健康教育可以促进患者的自我护理能力和自我认知能力的提升。

康复护士需做好康复医学团队中其他成员如康复医师、物理治疗师、作业治疗师等的协调工作。专业康复师、营养师等通常不会常驻病房，当患者有康复需求时，护士作为康复团队的一员可为患者联系会诊，护理人员同时与康复人员共同讨论制订康复计划，共同执行康复计划，并向康复团队汇报患者的康复效果。

本书介绍了康复护理学的基础、人体功能康复的基础、常见病证患者的康复护理以及康复护理过程中常见问题的处理。读者通过认识康复医学的基本理论、治疗技术，能够进一步掌握康复护理的理论、知识和技能，并在常见病的康复中积极主动地发挥康复护理的作用，促进康复对象实现全面康复的目标。本书内容通俗易懂，具有较强的实用性和可操作性，适合护理专业人员和患者家属阅读。

目录

contents

第一章　康复护理概述

第一节　康　复

一、康复的概念与内涵

（一）康复的概念

1910年起，“康复”一词才应用于残疾人，意思是指使残疾人恢复原来的地位、权利、财产、名誉及正常生活的能力。

1969年，世界卫生组织（WHO）对康复定义为：“康复是指综合地和协调地应用医学的、社会的、教育的和职业的措施，对患者进行训练和再训练，使其活动能力尽可能地达到较高的水平。”1981年，WHO重新修订的康复定义为：“康复是指采用各种有效的措施，以减轻残疾的影响和使残疾人重返社会。康复不仅是指训练残疾人使其适应周围的环境，而且也指调整残疾人周围的环境和社会条件，以利于他们重返社会。”WHO在1993年的一份正式文件中提出：“康复是一个帮助病人或残疾人在其生理或解剖缺陷的限度内和环境条件许可的范围内，根据其愿望和生活计划，促使其在身体上、心理上、社会生活上、职业上、业余消遣上和教育上的潜能得到最充分发展的过程。”所以，康复应以“全面康复”为主要原则，以“重返社会”为最终目的。

综上，康复是指综合、协调地应用各种措施，以减少病、伤、残者的身体、心理和社会的功能障碍，发挥其最高潜能，使其能重返社会，提高其生存质量。所以，康复是使残疾者和功能障碍者恢复功能、恢复权利的过程。

（二）康复的内涵

1. 康复对象

主要是残疾者，即因损伤及急、慢性疾病和老龄化带来的功能障碍者和先天发育障碍者。

2. 康复领域

包括医学康复或医疗康复、教育康复、职业康复和社会康复。

3. 康复措施

康复措施包括所有能消除或减轻身心功能障碍的措施，以及有利于教育康复、职业康复和社会康复的措施，不仅使用医学技术，而且也使用社会学、心理学、教育学、工程学、信息学等方面的方法和技术，并包括政府政策、立法等举措。

4. 康复目标

积极运用各种手段，尽可能地使患者各方面的潜能得到最充分的发展。

5. 康复提供者

康复提供者不仅是康复工作者，社区、残疾者本人及家属都需要参与康复的计划和实施。

二、康复的分类

现代康复必须遵循全面康复的原则，即采用各种有效的措施使残疾人得到整体的康复，并能重返社会。所以说，仅依靠医学的方法是很难实现康复的，要综合协调地应用医学康复、社会康复、教育康复和职业康复四个方面的措施和手段。

（一）医学康复

是指通过医疗手段促进康复的方法。包括医学领域内使用的一切治疗方法，如手术治疗、药物治疗、生物治疗、康复工程、物理因子疗法、作业疗法、言语疗法、中医学疗法。

（二）社会康复

社会康复是指从社会的角度推进和保证残疾人在就业、环境改造、社会福利等方面的康复，使其适应环境，充分参与社会生活。

（三）教育康复

教育康复主要是通过各种教育和培训以促进康复。例如，对聋哑儿童、智障儿童、视障儿童的普通教育和特殊教育。

（四）职业康复

职业康复主要是对残疾人进行职业能力的评定，指导其职业训练，促使其恢复就业资格，帮助其取得就业机会，通过不断挖掘残疾人的自身潜能来帮助其实现个人价值和尊严。

以上四个方面的措施和手段不是独立施行的，而是紧密联系、互相配合的，也并非每一位残疾人都需要实施社会康复、教育康复或职业的康复措施和手段。

三、全面康复

由于功能障碍广泛涉及身体、心理、语言、精神、家庭、教育、职业和社会等诸多方面，因此，必须在现代康复理论的指导下，采取综合的康复措施，才能使病伤残者在身心、社会、职业和经济能力等方面获得最大限度的恢复。全面康复主要是指医疗、教育、职业与社会四大方面的康复。

（1）医学康复。医学康复（medical rehabilitation）是指利用各

种医疗（如物理疗法、作业疗法、康复工程等）手段帮助病伤残者最大限度地改善或恢复功能，为其重返社会创造必要的条件。因此，医学康复既是康复综合措施中首要的措施，也是全面康复的基础。

（2）教育康复。教育康复（educational rehabilitation）是指通过教育和训练手段来提高病伤残者的文化素质和社会能力，即实现受教育的权利，包括文化教育、特殊教育、劳动技能和职业技术教育等，教育康复的主要内容应根据病伤残者的特点而定。

（3）职业康复。职业康复（vocational rehabilitation）是指通过对病伤残者就业前的咨询、职业能力的评价、职业教育、技能训练、就业安置及就业后的随访，使残疾者最终能切实可行地具备适应某项工作的能力，即为残疾者创造就业条件并助其自食其力。职业康复对实现康复目标具有十分重要的意义，也是帮助病伤残者自立于社会的根本途径。

（4）社会康复。社会康复（social rehabilitation）是指在适应社会的层次上采取的各种措施，减少或消除不利于残疾人重返社会的各种障碍，这涉及保障残疾人合法权益，帮助他们解决各种困难，改善生活福利条件等诸多方面，如建筑物无障碍设施，制定和宣传法律法规，提供残疾人参与社会活动的各种机会等。创造一个有利于使残疾人重返社会的环境是实现康复目标的最终保证。

四、康复的形成与发展

（一）形成历程

康复与康复医学的形成和发展曾经历了漫长的历程，一般可分为以下几个阶段：

(1) 萌芽期 (约在19世纪初期以前)。自古以来，人类在不知不觉中已知道利用自然因素 (如阳光、水、热等) 来处理病痛和强身健体，如我国早在古代就有用针灸、导引、按摩、吐纳 (气功)、五禽戏等治病疗伤的历史，这是运动疗法最早的萌芽。

(2) 形成期 (第二次世界大战结束之前)。随着物理学的发展，电、光等物理因素开始被应用于治疗伤病，尤其是在第一次世界大战后，战伤和脊髓灰质炎的流行导致残疾者增多，刺激了物理医学的诞生，并逐渐形成了早期的物理医学。

(3) 确立期 (20世纪70年代之前)。第二次世界大战后，大批的伤病员亟待康复治疗。康复工作者为了使伤员能尽快恢复，将多学科综合应用于康复治疗，如物理治疗、作业治疗、心理治疗、语言治疗、假肢和矫形支具装配等，并取得了明显的效果，推动了康复医学的发展，并得到了医学界的广泛认可。1950年，"国际物理医学与康复学会" (ISPMR) 成立。由此，康复医学逐渐成为一门独立的学科。1969年，"国际康复医学会" (IRMA) 的成立进一步确立了康复医学的地位。由此可见，康复医学的产生和发展正是顺应了历史发展的大趋势。此时的康复概念已不仅仅是单纯的身体康复，而是发展到了躯体、精神、职业和社会生活的全面康复。

(4) 发展期 (20世纪70年代之后)。康复医学已渗入临床的各个领域，并被社会所重视，成为一门有强大生命力的学科。20世纪80年代后，新技术和新材料的广泛应用，促进了康复功能检查及治疗方法的不断改进。国际社会将1981年定为"国际残疾年"，并制定了"1983—1992"国际残疾人十年社区康复全球发展规划，随后，社区康复在全球迅速发展。我国于20世纪80年代开始引入现代康复医学，1983年，相继成立了"中国假肢伤残康复中心”“中国康复医学研究会”，这不仅使全社会残疾者康复得到了发展，而且，在临床医学的治疗前、治疗中和治疗后的康复医学也都有了很大的发展。1988年，国务院批准颁布实施了《中国残疾人事业五年工作纲要》(1988—1992)。1991年5月，颁布了《中华人民共和国残疾人保障法》。该法全面地规定了残疾人权利，有利于他们平等参与社会生活；论述了康复的职责、组织实施、人员培养和器具管理等；明确了“以康复机构为骨干、社区康复为基础、残疾人家庭为依托，以实用、易行、受益广的康复内容为重点”的残疾人康复工作指导原则。近年来，在政府和社会的重视下，社区康复得到积极倡导和推广，我国已将发展康复医疗纳入了国家卫生改革与发展的计划，并提出了预防、医疗、保健、康复、健康教育和计划生育技术服务“六位一体”的社区卫生服务方向。社区康复是当今世界大力推广的康复新途径，也是康复发展的趋势。我国的康复事业已进入了一个崭新的阶段，并越来越受到人们的重视。

(二) 发展基础

近年来，康复医学日渐受到重视的主要原因有以下几个方面。

(1) 疾病谱的改变。传染病曾经是威胁人类生存与发展的疾病。随着抗生素和疫苗的广泛使用，一些传染病逐渐得到控制，而其他慢性病和致残性疾病相对增加。人类的死因构成也发生了相应的变化，心脑血管病、脑卒中、癌症和意外伤害已成为主要死因，并向“慢性化、残疾化、老年化”转变。这与人类疾病结构的变化相吻合，这些患者除急性死亡外，有相当一部分可长期存活，但留下后遗症或功能障碍，这给社会和家庭带来了沉重的经济和精神负担。此外，随着医疗水平和抢救成功率的提高，有功能障碍或后遗症者也随之增多，而病伤残者存活后的功能恢复和生活质量的提高成了凸显的问题，在急性期治疗之后，他们的预后主要依靠康复治疗及护理。

(2) 经济发展的必然结果。①人口平均寿命延长：人口老龄化给中国的经济、社会、政治、文化等方面的发展带来了深刻影响，庞大老年群体的养老、医疗、社会服务等方面需求的压力也越来越大。目前，我国许多省市60岁以上的老年人已超过总人口的10%。老年病、慢性病的增多，使老年康复的问题更显突出。②工业与交通日益发达：工伤、交通事故、环境污染、职业病与中毒等绝对人数比以往增多。③文体活动日益发展：杂技、体操、跳水、赛车、探险等难度较高、风险较大，遭遇意外损伤后致残的危险性增大。

(3) 严重的自然灾害和战争的应对。目前，人类尚未完全控制自然灾害和战争带来的危害。因此，地震和战争等天灾人祸难以避免，而由此造成的重大伤残更离不开康复医疗的帮助。

(4) 人们生活观念的改变。随着经济的迅速发展，人们的生活水平不断提高，人们对生活质量的关注客观上也增加了对康复医学的需求，他们希望伤残后能自理生活，“残而不废”，过有意义的生活，即不仅要生存，生活得好，还要在社会上发挥一定的作用。例如，肢体病伤残者经过装配机电手等先进假肢或自助器具后，绝大多数人能生活自理，并选择到合适的职业，重新参与社会活动并履行职责。

第二节　康复医学

一、康复医学的概念

康复医学（rehabilitation medicine）是指以促进伤病残者康复而进行的功能障碍的预防、评估、治疗和训练的一门医学分支学科。康复医学以功能为导向，以全面康复为目的，与预防医学、保健医学、临床医学共同构成现代医学的四大支柱。因此，康复医学既是一门独立的学科，又与预防、保健、临床医学等学科相互整合、渗透，相互交叉，是现代医学体系中重要的组成部分。

康复医学着眼整体康复，因而具有多学科性、广泛性、社会性，充分体现生物—心理—社会的医学模式。残疾者康复目标的实现与康复医学密切相关，但是康复与康复医学并非等同概念。康复医学是应用医疗措施来改善功能障碍，提高患者生活的自理能力，它是康复措施中首要的，也是第一位应用性的措施。

二、康复医学的对象

康复医学对象主要是指先天发育障碍和后天所致的功能障碍者，主要涵盖以下四种人群。

(1) 残疾者。是指生理、心理、人体结构、组织功能异常或丧失，部分或全部失去通过正常方式从事个人或社会活动及生活能力的人。目前，我国每年新增残疾人近百万，并有逐年上升的趋势。

(2) 年老体弱者。随着社会老龄化趋势的发展，老年人占人口总数的比例增大，年老体弱者的康复也越来越受到社会的关注。按照自然规律，老年人一方面由于自身器官功能的退化，导致身体各方面能力衰退；另一方面，老年疾病（冠心病、高血压、骨关节疾病等）严重地影响了老年人的健康，而康复有利于延缓衰老的过程，提高年老体弱者的生活质量。

（3）慢性病患者。各种慢性疾病患者（如冠心病、慢性阻塞性肺疾病、类风湿关节炎、糖尿病等）因疾病进展或反复发作而导致功能障碍，又常常因功能障碍加重了基础病的病情。疾病与功能损害互为因果，使疾病进一步恶化。康复措施可控制病程，提高总的治疗效果，同时帮助患者恢复功能。

（4）急性创伤及手术后患者。凡存在功能障碍可能的急性病、创伤及手术后病人，应在全身情况稳定后及早开始康复治疗。康复的早期介入可促进患者的功能恢复，有利于增强他们的信心和体能，并可防止并发症和后遗症的发生。

三、康复医学的特点

康复医学与临床医学都是现代医学的重要组成部分，但各自的侧重点不同。临床医学是应用药物、手术及其他方法以逆转疾病的病理过程，其目的是抢救生命、治疗疾病；康复医学是使用专门的康复技术进行功能训练、代偿或替代，强调机体的整体性和主动性，重点放在改善功能上，通过训练患者利用潜能、残余功能或应用各种辅助设备，以最大限度地恢复其功能，最终目的是使其回归家庭与社会。康复医学的特点概括如下。

（一）整体康复观

即“全面康复”。康复医学把康复对象看作整体的人，从身心、社会、职业等各方面为康复对象提供帮助，从而实现全面、整体的康复。

（二）强调功能训练

康复治疗以病残者的功能障碍为核心，以提高患者生活质量为目的。由于功能丧失后的重建与代偿需要患者经过反复训练才能实现。因此，在康复医疗中必须强调主动功能训练。

（三）实施三级康复方案

（1）一级康复即早期康复，通常是指患者在综合性或急诊医院病房进行的康复。在急性伤病或术后，患者生命体征一旦稳定，即可开始早期康复。

（2）二级康复即恢复期康复，是指伤病恢复过程中在康复中心继续进行的恢复期康复，通常在康复中心或社区医院康复病房内进行。

（3）三级康复即后遗症期康复，是指患者伤病后已造成残疾，最后通过以居家康复为特色的社区康复形式来完成后遗症期的康复。

（四）康复团队的工作形式

康复医疗的工作是由不同专业的人员组成康复治疗团队共同致力患者功能恢复的一种特殊的工作方式。

（1）康复团队的组成。康复团队是由涉及范围较广的不同专业人员组成，包括康复医师、护理人员、营养师、物理治疗师、职业治疗师、语言治疗师、心理治疗师、社会工作者和康复工程技术人员等专业人员，在康复医疗工作中，他们必须依靠各专业和各学科的分工合作才能实现康复的目标。

（2）康复团队的工作。康复医学是一门多专业和跨学科的医学学科，目前倡导以康复对象及其家庭为中心的康复治疗组成员之间相互协作的团队工作。它以康复小组的形式展开，以紧密联系的整体来发挥作用，围绕康复对象进行功能的检查与评估，制订和实施康复治疗计划，改善其多层面功能障碍，尽可能地使病伤残者恢复到最佳状态。

四、康复医学的工作内容

康复医学的工作内容主要包括康复预防、康复评估和康复治疗。

(一) 康复预防

康复预防（rehabilitation prevention）是指通过在伤、病、残的发生前后采取综合性措施，以预防、控制残疾的发生和发展。三级康复预防包括伤病发生的预防；伤病后、早期及恢复期的治疗与康复；伤残后避免原发病的反复发作及后遗症功能康复。

(二) 康复评估

康复评估（rehabilitation evaluation）是指用某种量表或方法诊断功能障碍问题的方法，即确定患者功能障碍的种类、程度、范围；判断患者的代偿能力、发展趋势、预后及转归等。康复评估的目的是拟订康复治疗目标、修改计划和效果评价。因此，康复评估是实现康复目标及实施康复治疗计划的基础。

1. 康复评估内容

（1）躯体功能评估包括肢体功能评估、关节功能评估、肌力评估、神经电生理评估、心肺功能评估和日常生活活动能力评估等。

（2）精神（心理）状态评估包括情绪评估（焦虑、抑郁等）、残疾后心理状态的评估、疼痛评估和智力测定等。

（3）言语功能评估包括失语症评估、构音障碍评估和听力测定等。

（4）社会功能评估包括社会生活能力评估、生活质量评估等。

2. 康复评估分期

康复评估至少应在治疗前、中、后各进行一次。即康复医疗始于评估，止于评估。

（1）初期评估。在患者入院初期完成，目的是全面了解康复对象的功能状况和障碍程度、致残原因及康复潜力，以此作为确定康复目标和制订康复治疗计划的依据。

（2）中期评估。在康复治疗中可以多次进行。目的是评估康复对象经过若干康复治疗干预后的总体功能情况，评价治疗效果，并以此次评估结果作为调整康复治疗计划的依据。

（3）后期评估。即在康复治疗结束时进行。目的是评估康复对象经一系列康复治疗措施干预后的最终功能状况，评价康复治疗的效果，提出重返家庭和社会，以及进一步康复治疗的建议。

（三）康复治疗

康复治疗是康复医学工作的基本内容，它根据康复评估所明确的障碍部位和程度计划设计康复治疗方案。常用的康复治疗方法包括：①运动疗法；②作业疗法；③言语治疗；④心理治疗；⑤物理因子治疗；⑥康复工程；⑦中医学药治疗等。

随着科学技术的发展，高分子材料、自动化装置、微电子技术、等速技术、功能磁共振技术和细胞移植技术等也被引入康复医学领域。完整的康复治疗方案应有机、协调地运用上述各种治疗手段。

五、康复医疗的服务方式

WHO 提出的康复医疗服务有以下三种方式。

（一）机构康复

机构康复（institute-based rehabilitation，IBR）是指康复独立

机构或相对独立的附属机构，如康复中心、康复医院和综合性医院中的康复医学科等，具有较大的规模和完善的康复设施，以及较高的专业技术水平，除康复治疗外，还承担康复医学科研和教学任务。IBR 通常收费较高，服务覆盖面有限，且需要患者登门求医。

（二）上门康复服务

上门康复服务（out-reaching rehabilitation service，ORS）是指具有一定水平的康复专业人员走出康复机构，到病、伤、残者家庭或社区进行康复服务和指导。

（三）社区康复

社区是指范围较小的人群居住的地区，如乡镇、街道、居委会。社区康复（community-based rehabilitation，CBR）是指依靠社区本身的人力和基础资源，依靠专业机构的信息和技术，以简便实用的方式向残疾者提供最基本的康复服务，其以整体康复为目标。CBR 费用低、服务面广、实用易行，有利于伤、病、残者回归家庭和社会，它是整个康复过程的重要组成部分，也是三级康复医疗网络的基层终端。因此，1976 年 WHO 提出以社区为基础进行康复服务，要求通过社区为伤残者提供基本的服务与训练。卫生部、民政部、中国残疾人联合会等部门先后进行了许多富有成效的工作，有力地促进了社区康复在我国的推广和发展。随着近年全科医学的兴起和发展，社区康复必将步入一个迅速发展、不断成熟的时期。

目前，我国的主要康复医疗服务形式是机构康复和社区康复。前者主要解决疑难的康复问题，并为社区康复培养人才；后者是一种新型的、覆盖广、效益高、更经济的康复服务途径，它不仅是临床早期康复治疗的延续，也是伤病后及残疾者回到社区内继续得到康复服务的保证。此外，我国还有中间设施（如社会福利院、老年护理院、护理之家等）和专门的康复中心（如脑瘫康复中心、精神病康复中心）等。

第三节　康复护理

一、康复护理的概念和内涵

康复护理是研究伤病残者生理与心理康复的护理理论、护理技能的一门学科。康复护理是康复医学的重要组成部分，是根据总的康复治疗计划，为达到全面康复的目标，护理人员与其他康复专业人员共同协作，对残疾者、老年病、慢性病伴有功能障碍者进行的符合康复医学要求的专门护理和各种专门的功能训练，以预防残疾的发生与发展，减轻残疾对患者的影响，最大限度地恢复生活能力，使之重返社会。随着康复医学与临床医学不断相互渗透，以及整体护理模式在国内各医院的推广普及，康复护理将成为各种老年病、慢性病的常规护理内容。

二、康复护理的原则

康复护理的原则包括进行早期功能训练，并持之以恒；强调自我护理；重视心理护理；重视团队协作。

（1）进行早期功能训练，并持之以恒。早期的功能锻炼可以预防残疾的发生、发展，避免继发性残疾。后期的功能训练可以最大限度地保存和恢复机体的功能。康复护理人员应在总体康复治疗计划的指导下，结合护理工作特点，持之以恒地指导、督促、帮助患者进行康复功能训练，从而促进其机体功能的早日恢复。

（2）强调自我护理。"自我护理"即在病情允许的条件下，通过护理人员耐心的引导、鼓励、帮助和训练，残疾患者充分发挥残余功能和自身潜能，部分或全部地照顾自己，为重返社会创造条件。对于不能自我护理的患者，可进行"协同护理"，即患者在已经尽力的前提下，护理人员给予完成最小活动量的帮助，同时鼓励家属参与，减少患者对医护人员的依赖。

（3）重视心理护理。残疾者由于自身的缺陷，常常有孤独、自卑、敏感、多疑、急躁乃至绝望的情绪，加上长时间住院，康复效果不显著，心理严重失常，存在焦虑、抑郁等不良心理状态。这就要求康复护理人员要重视心理护理，要有足够的耐心，做好心理护理工作，使患者的心理、精神处于良好状态，鼓励其坚持不懈地进行训练。只有患者正视疾病、摆脱了悲观情绪，建立起生活的信心，康复护理人员才能有效地安排各种功能训练和治疗，使各种康复措施为患者所接受。

（4）重视团队协作。康复治疗采用的是多专业联合作战的团队服务方式，康复护理是康复治疗的一部分，康复护理人员应与康复治疗小组的其他成员密切配合，严格执行康复护理计划，共同实施对患者的康复指导，并对患者进行临床护理和预防保健护理，促进患者整体康复，使其早日回归社会。

三、康复护理的内容

（1）观察患者的残疾情况。包括患者失去的和残存的功能，康复训练过程中患者残疾程度的变化和功能恢复情况，认真做好记录，并向其他康复医疗人员提供信息。

（2）预防继发性残疾和并发症。协助和指导长期卧床或瘫痪患者的康复，如肢位的摆放，指导或协助体位转移，呼吸功能、排泄功能、肌力及关节活动能力的训练等。以预防压疮、呼吸道与泌尿系统感染、骨质疏松、血栓形成、肢体挛缩、畸形等并发症的发生。

(3) 功能训练的护理。学会康复治疗计划涉及的各种有关功能训练技术，以利于对患者进行康复护理评定和残存功能的强化训练，协调康复治疗计划的安排，并使病房的康复护理工作成为康复治疗的内容之一。

(4) 日常生活活动能力的训练。指导和训练患者在病区内进行床上活动，包括就餐、洗漱、更衣、整容、洗浴、排泄、移动、使用家庭用具等，以训练患者的日常生活自理能力。

(5) 假肢、矫形器、自助器的使用指导及训练护理。熟悉并掌握假肢、矫形器、自助器的性能、使用方法和注意事项，根据不同功能障碍者指导选用合适的支具和利用支具进行功能训练。

(6) 营养护理。根据患者的病情、体质或伤残过程中营养状况的改变情况，结合康复功能训练中基本的营养需求，制订适宜的营养护理计划。包括有效营养成分的补充、协助患者进食、训练吞咽功能与饮食指导，使患者的营养得到保障。

(7) 心理护理。针对残疾者心理复杂的特点，加强对不同心理状态患者的心理护理。注意观察患者的情绪变化，了解患者的希望与忧虑，并做好记录。经常分析和掌握患者的精神、心理动态，对已经发生或可能发生的各种心理障碍和异常行为进行细致的心理护理。通过护士良好的语态、行为、仪表去影响患者，帮助他们改变异常的心理和行为，摆脱非健康心理的影响，鼓励其参加各种治疗和活动，力争做到生活自理或部分自理，使护士真正成为康复教育和心理辅导的实施者。

（8）出院后的继续康复护理。伤病残者出院时往往带有不同程度的功能障碍。护理人员要帮助他们真正成为家庭、职业单位或社区的一员，帮助他们重新适应社会。护理人员主要进行必要的自我生活护理和康复知识的卫生宣教，也可采用家访护理方式，以提高和巩固患者的日常生活活动能力。

四、康复护理与一般护理的关系

康复护理与一般临床护理在基础护理、执行医嘱、观察病情方面是相同的，但康复护理的护理对象主要是残疾者、老年病和慢性病者，他们存在着各种生理与心理上的病况，并造成生活、工作和社会交往等诸方面的能力障碍，常存在敏感、多疑、悲观、抑郁等多种心理问题，且这种状况处于相对稳定状态，康复护理要为患者提供更多的服务，包括尊重患者的人格，不歧视、厌恶患者。在护理目的上，康复护理与一般临床护理也不尽相同。一般临床护理的重点是抢救生命，解除病因和症状，以治疗疾病，增进和恢复患者的身体健康；康复护理是应用专门的护理技术和训练技术促进残疾者的身心功能重建，最大限度地恢复其生活自理能力，帮助其以平等的资格重返社会。

五、护理人员在康复中的角色

（1）照顾者。护理人员为康复对象提供一切所需的日常生活活动照顾和医疗护理活动项目，并注意观察和发现护理问题，协助患者维持和恢复功能，预防并发症及进一步的功能丧失，实行预防性康复照顾。此外，还要对康复对象的康复需求、康复知识、技能水平进行评估，做出护理诊断，制订并实施康复护理计划。

（2）教育者。护理人员对康复对象及其家人、亲友等实施多方面教育。包括为患者及其家属不断变化的需求提供资源，介绍残疾的疾病过程，教会他们自我护理的技术。同时，护理人员还要对健康服务人员及社区护士提供有关残疾预防、康复护理的专门知识与技能的帮助。

(3) 实施者。在康复治疗中，护理人员与康复对象接触最多，加之护理工作的性质等因素决定了他们对康复对象的伤残程度、心理状态、功能训练和恢复等情况了解最深，是康复治疗继续执行最合适的辅助者。

(4) 咨询者。运用语言和书面交流的技巧帮助解决患者各方面的问题和困难，还应为出院患者后期的功能康复等提供详细的咨询服务，如定期复查时间、服药的方法、饮食营养要求和回家后继续康复的要求等，使其能安心返家，促进其完成从医院回归家庭和社区的角色转换。

(5) 协调者。护理人员在康复中扮演一种协调、联络、沟通的角色。康复过程中，患者需接受运动疗法、作业治疗、语言治疗、心理治疗及支具装配等各种训练，作为康复治疗小组的重要成员，除了要与患者及其家庭建立良好的沟通外，还必须与康复小组的其他成员密切合作，交流信息，共同制定康复的目标，为康复对象提供最佳的康复帮助。

(6) 管理者。护理人员负责病区的管理，包括生活环境和社会环境的管理，以及康复对象的个案管理等。他们不仅要参与无障碍设施的环境改造，保持病房舒适的生活环境，还要注意协调医患之间、患者之间、患者与家属以及其他人的关系，有时护理人员还是康复对象合法利益的表达者和维护者。

第二章　人体功能康复的基础

第一节　神经功能的康复能力

中枢神经系统损伤后功能恢复的生理学、解剖学基础是目前许多学者探索的重点课题。对于中枢神经系统损伤后是否可恢复的争论仍很激烈。但有一点可以明确，即脑损伤后病灶周围的水肿多数在病后3～4周内消失，出现正常情况下不通血或很少通血的侧支循环开放现象，发病时病灶周围痉挛或闭锁的血管也可在急性期后几小时或数日重新沟通。随着研究的不断深入以及客观事实证明，目前大多数学者认为中枢神经系统具有可塑性，也就是说，中枢神经损伤后是可能恢复的。中枢神经系统受损后的功能恢复表现为两大类，即功能重组和功能再现。功能重组学说认为功能恢复是通过未受损害的神经系统的解剖学、生理学改造，使其功能发生永久性改变；功能再现学说认为功能恢复是由于承担特定反应的神经机制实际上并未受到损害。

一、脊髓的代偿

当高级中枢的功能出现缺损后，最容易出现的代偿就是低级中枢活动增强，这首先表现在最早恢复的“运动”是脊髓控制的联合反应和共同运动。它是以一些固定的异常运动模式出现的，以异常姿势反射和痉挛为基础的。主要是由于高级中枢对下位中枢的调控能力丧失，致使下位中枢的活动被释放出来。

二、中枢神经的可塑性

中枢神经细胞轴突、树突的发芽以及突触阈值的改变，在中枢神经系统内重新组织各功能细胞集团的网络系统，实现功能重组，这就是中枢神经系统的可塑性理论。中枢神经的可塑性现象是由突触阈值的变化、突触发芽及再生所致。

(一) 突触阈值的变化

突触阈值的变化是指在正常情况下，只有部分突触经常活动，阈值比较低，处于容易被使用的活化状态，而相当一部分突触的阈值很高，呈休眠状态，难以被使用。在一定条件下（如中枢神经损伤），这部分休眠的突触逐渐地被频繁使用，其阈值慢慢下降，从而渐渐处于可使用的活化状态。这些处于休眠状态的突触为中枢神经系统损伤后功能的代偿提供了可能，但这种变化是可逆的，如不再使用，其阈值仍可升高。因此，在偏瘫患者的运动训练中，一旦患者恢复正常的运动，即应反复训练，强化这种模式的维持。

(二) 突触发芽及再生

突触发芽及再生是指在一定条件下，神经细胞的轴突末端可出现新的突起而形成新的突触现象，新生突触的阈值也会随其被使用程度而改变。突触发芽及再生的现象在生理和病理情况下都可发生，如学习和记忆的过程就是新的突触链形成的过程。

Glees 等通过对猴脑运动皮质的研究，最早揭示了脑运动皮质功能重组的事实，并得出结论：脑损伤部位的近旁皮质出现了功能重组，从而代偿了丧失的功能，而且脑功能也受到外界环境刺激的影响，环境刺激不同，诱导相应的功能调整以适应环境的变化。因此，在治疗上可采用“促通技术”。促通技术是利用刺激运动通路上的各种神经系统，调节它们的兴奋性，以获得正确的运动输出。另一方面，中枢神经的可塑性还受到定向的限制，如脑损伤区域较大，在定向上限制了大脑皮质的功能重组。

三、同一功能在脑内有多重代表性

大脑在执行每个功能时都有大量神经元同时活化，许多神经环路和中枢参与。因此，某一部位损伤时，这个活动的执行将转换到调节这一活动未受损的其他神经元和邻近神经元，甚至远隔区的神经元。调节每个功能活动的神经元的多少与后天环境下的运动和学习有关。如人们经常进行非常熟悉的活动，参与调节区内活动的神经元及神经元环路就丰富，并在脑内形成了定型，损伤后对活动反应就好。因此，同一功能在脑内有多重代表性也是偏瘫患者具有恢复潜能的一个因素。

四、其他影响因素

(一) 体内因素

1. 神经生物学方面

神经生长因子在中枢神经的可塑性方面有以下作用：促进神经元生长发育；增加损伤后神经元的存活数量；对抗神经毒；抑制自身免疫；保护神经元；促进神经元生长和轴突萌生；促进神经移植后移植物的生长；促进中枢神经系统损伤后行为的恢复等。

2. 神经免疫学方面

(1) 巨噬细胞。通过释放细胞素促进小胶质细胞和星形细胞表达神经生长因子的能力提高；释放少突胶质细胞抑制物——细胞毒因子，抑制少突胶质细胞的成熟，从而间接地促进中枢神经系统再生。

（2）小胶质细胞。脑损伤后，病灶周围的小胶质细胞受到刺激数量增多，形态改变成为活性小胶质细胞。活性小胶质细胞能分泌多种细胞素，能合成神经生长因子和碱性成纤维细胞生长因子；能分泌白细胞介素1和白细胞介素6（IL-1、IL-6），IL-1能诱导神经生长因子，促进发育中的中枢神经系统细胞的分化和生长，IL-6能增加受损神经元的存活。

（二）体外因素

（1）外源性神经生长因子。在侧脑室内或脑内多点注入神经生长因子，能促进脑瘫和痴呆患者的功能恢复。

（2）促进脑功能恢复的药物。

（3）神经移植和基因治疗。目前，临床上已有应用神经移植治疗脊髓损伤的报道；在帕金森病方面，目前认为酪氨酸羟化酶是基因异常的原因之一，一些学者已将有THCDAN目的基因的重组病毒导入鼠的成纤维细胞中，再将之移植到病鼠的大脑内，使病鼠的症状得到改善。

（4）恒定电场的影响。试验证明，无论是在哺乳类或非哺乳类动物中，恒定电场都能促进损伤的中枢神经再生。

（5）功能恢复训练。在中枢神经的可塑性方面，功能恢复训练是一个重要因素。在中枢神经系统损伤的早期和晚期都具有极其重要的意义。功能恢复训练是指通过重新学习以恢复原有功能的过程。它之所以重要，有以下几方面的原因：①突触的效率取决于使用的频率，运用越多，效率越高。为提高过去相对无效的或新形成的通路和（或）突触的效率，重复训练是不可少的。②要求原来不承担某种功能的结构去承担新的、不熟悉的任务，没有反复多次的训练是不可能达成的。③外周刺激的感觉反馈对促进功能恢复和帮助个体适应环境有重要意义，反复的功能恢复训练可使机体学会接受和利用各种感觉反馈。

第二节　康复的生物力学原理

做好康复工作不仅能提高残疾人及老年人的生活素质，同时也可减轻家庭及社会的负担。我国经济的不断发展和人们生活质量的提高将康复工作推向一个新的水准。生物力学是康复辅具设计与安装的重要基础。肢体康复的主要目的是最大限度地恢复失去的肢体支撑及运动功能，故了解力在体内及身体与支撑之间的传递非常重要。通过生物力学的研究，可以设计出优化的康复辅具及训练方案。本书综述了康复工程中生物力学研究的主要热点，包括人－机界面生物力学和肌骨系统的运动动力学，以及其他的研究，如寻找适合的控制信号和先进的材料研发，为康复辅具的开发提供理论基础。

据统计，我国有9 000多万残疾人，人口老龄化过程正在加快。目前60岁以上人口已超过2.5亿，资料显示，50%以上的老年人需要康复服务。做好康复工作可以提高残疾人及老年人的生活质量。目前，康复工程产品及服务已经形成了一个巨大的产业。但是康复工程产品具有针对性强、适应面窄、产品种类多、用户的经济承受能力有限等特点，国内的相应产业及服务仍有待进一步发展。

生物医学工程在肢体康复中起了巨大的作用，包括设计出用于治疗医疗、监测评估、辅助防护及训练等方面的先进设备及器材，协助医师及治疗师制订康复治疗及辅助方案，并在衣、食、住、行等各个领域开发出相应的辅助产品。通过辅助技术提高其独立生活或生活自理的能力。因此，了解力在体内及身体与支撑之间的传递是非常重要的。康复工程中的生物力学研究主要围绕以下几个方面开展。

一、人－机界面生物力学

康复辅具与人体直接接触，肩负着连接和承载的功能。不合理的界面设计将会导致不舒适、疼痛甚至是组织的损伤，长时间的受压可能损伤软组织或产生压疮。所以如何合理传递和分布界面的载荷，以致在行动中不会产生疼痛和不舒服，也不会由于过载而对皮肤及皮下软组织产生伤害是设计中主要考虑的问题。

常见的身体支撑包括假肢、矫形器、轮椅、床及足底支撑等，支撑界面的好坏直接影响其功能和使用时的舒适程度。所有身体的重量需要通过皮肤及皮下软组织传递到支撑体上，但身体上很多部位的软组织不像脚底一样适应于承载，而且有些软组织甚至已经受过伤害。了解力对皮肤及皮下组织的损伤，才能设计出优化的支撑界面。作用在皮肤上的力可以分成几种：大的冲击力可能造成皮肤的直接划伤；中度的力尽管不会造成即时损伤，但长时间的作用可能造成积累性伤害，其伤害取决于载荷的形式。长时间的静态载荷可能阻塞血液供应，导致缺氧，以致造成压疮；长时间的动态循环载荷，如行走中的足底力，可能形成血泡或水泡、皮肤变厚、鸡眼等损伤。因此，研究力载荷对皮肤及皮下软组织的影响及损伤时需要考虑作用力的状态，包括力的大小、方向、分布及作用时间。

压疮，又名褥疮，是由不同程度压力而引起的损伤，常发现于长期卧床不起及坐轮椅的病人。一旦产生压疮，病人需要特殊护理，压疮给患者带来极大的痛苦，也可能带来并发症，是目前临床中造成最大经济损失的病症之一。压疮形成的原因一直是重要的研究课题。作用于皮肤表面的力，包括正压力和剪切力，是主要的外部因素；皮肤所处的环境，如温度、相对湿度及卫生条件也被认为是可能导致压疮的外部原因。其研究包括实验和计算模拟，尤其是采用有限元方法，为优化设计合理的支撑界面提供了生物力学基础，从而提高舒适性，减少软组织损伤。

二、肌骨系统的运动动力学

通过运动分析系统测量和计算机模拟，研究关节肌肉力及力传递是康复工程的又一重要研究领域。大量的实验研究为康复辅具的设计提供了力学基础。步态分析研究人的行走模式，找出人行走的共性，研究病人步态的差异。与正常步态相比较，可以找出病人走路的特点，从而判断假肢或矫形器的设计与安装的好坏。步态分析设备包括用来测量行走中地面反力的力台和运动记录系统，从位移计算出速度、加速度、关节角位移、角速度、角加速度、功率等参数。采用逆向动力学技术可预测任意关节的力和肌肉力，了解康复辅具对载荷大小及力传递的改变，也为建立有限元应力 / 应变分析模型提供力及运动边界条件。

由于实验测量人体某些参数的困难，计算模拟也广泛应用在运动及动力学研究中。现代数字影像技术、数字解剖人技术以及生物力学建模和运动学 / 动力学分析测试技术的发展使得我们可以建立拟实仿真的人体肌肉骨骼系统的生物力学模型。利用这些模型可以更容易、更深刻地探索人体解剖、生物材料力学特性与功能间的关系，更便利且精准地开展面向病人的手术设计和规划、医疗器械及康复辅具装置的优化设计，以及康复训练功效的评价等。

实际上，不同的生物力学分析技术可用于人体运动或力学分析的不同方面。比如，动力学 / 运动学分析和测试技术可用来建立人体运动学 / 动力学模型，进而可用来预测肌肉、关节力。有限元技术则已被广泛用于肌骨系统局部组织应力 / 应变的分析，用于植入物评价和优化设计，用于个体化手术规划等。由于人体的高度复杂性，目前还难以建立整个人体可用于动力学 / 运动学分析和组织应力分析的三维有限元模型。鉴于此，研究者建立了多层次人体肌骨系统的动力学模型，以及局部的三维有限元应力分析模型。多层次的计算模拟具有广泛的应用空间。例如，可用于面向病人的手术设计和规划、医疗器械及康复辅具装置的优化设计以及康复训练功效的评价等。在此模型平台中，将包括可对骨植入物、康复设备进行评价和优化的功能。

生物力学研究和其他相关研究必将为设计出优化的康复辅具、服务及训练计划提供基础信息。这些研究包括：①寻找或提取功能障碍者自身残留的控制信息，包括身体运动信号、肌肉形态、肌电信号、脑电信号、神经信号等，来适当控制辅助或训练装置；②研制先进的功能材料，包括界面压力分布及温湿调控，预防感染，快速取形，高强度的轻型材料等。

三、康复辅具与生物力学

康复工程是运用工程学的原理和方法研究病、伤、残者的康复，以最大限度地补偿或恢复因伤病所造成的肢体、器官缺损或功能障碍，从而提高功能障碍者的生活质量，使其能较好地融入社会。康复工程的研究和服务对象既包括某些组织和功能全部或者部分丧失的残疾人，也包括身体功能退化需要辅助的老年人，还包括组织和功能暂时受损，需要借助辅助器具促进康复的伤残病人。

近年来，我国政府对康复医学的支持力度非常大，尤其是2016年10月，国务院引发《关于加快发展康复辅助器具产业的若干意见》，首次把康复辅具作为一个单独的产业来推进发展。可以说，康复工程面临着最好的发展机遇。

生物力学在康复工程中具有极为重要的作用；为了对脑瘫、截瘫、偏瘫等患者的日常行为能力进行康复或辅助，必须首先从生物力学角度对他们关节松动、软组织特性、运动控制等特征及相关的影响因素进行准确的描述和测量；对于假肢、矫形器、轮椅等辅具的设计，必须考虑人体支撑界面的影响，如长时间动、静态载荷可能导致的缺氧和由此造成的压疮等，这就需要采用实验或者计算的方法对辅具作用下支撑界面的应力分布进行分析，以及对软组织的损伤机制进行生物力学研究；肌骨系统在矫形器、助力系统的作用下，可能发生适应性的改建，基于生物力学研究对这些改建结果的预测将有助于辅具的优化设计，以及发展出新型的辅具。近年来，心脏康复发展迅速，但不管是通常的运动康复疗法，还是体外反搏等技术的应用，都需要从生物力学的角度对作用机制进行深入的分析，才能保证有效的康复效果。

综览目前国内外康复工程生物力学研究，在理论方面，功能障碍者人体组织的生物力学特性及其对生物力学作用的响应特征、人体行为及功能障碍的生物力学机制及评价方法、康复辅具与人体相互作用的原理等都是研究的重点之一；在技术方面，客观化定量化的人体生物力学特性及功能特征的体测技术、辅具个性化定制中的生物力学评价技术、人—辅具—环境相互作用的评价技术等都是重点的研究方向之一；而多层次、多系统、多学科整合研究则越来越成为康复工程生物力学研究的重要特征。

第三章　康复护理治疗技术

第一节　作业疗法

随着国内医疗技术的不断提升以及大众生活条件的日益富足，人们已不再仅仅只注重躯体上的健康，而更多的是以保健、预防、康复等方面为着眼点。药物上的局限性以及不良反应凸显出非药物干预的重要性，而作业疗法作为非药物干预措施的一种，是现代康复医学的一个重要组成部分。该疗法强调以患者为中心，对患者生理、心理、智力、情绪以及社会的能力进行全身心康复，进而提高其生活质量。1752 年费城宾夕法尼亚医院最早开设作业治疗，其应用广泛，可用于预防和治疗躯体功能障碍、心理疾病障碍以及精神疾病等多个领域，在国内外已被应用于临床的多种疾病中。本章将作业疗法的概述、国内外临床应用现状以及未来的发展趋势进行综述，以增进人们对作业疗法的了解，促进临床护理人员更好地运用于实践。

一、作业疗法概述

(一) 作业疗法的概念

作业疗法译自英文 occupational therapy（OT），1752 年费城的宾夕法尼亚医院最早开设了作业活动，而早期的作业疗法曾有很多不同的名称，例如，精神疗法、道德疗法、工作疗法、功能疗法等，直到被称为“作业疗法之父”的美国医生 William Rush

Dunton将其命名为occupation therapy，之后在1914年被美国医生George Edward Barton修改为occupational therapy，这一名字一直沿用至今。对于作业疗法的定义也随着康复医学的进步而进行多次修改。作业治疗的先驱者Dunton在讲述治疗目的时曾说道："调动起患者的兴趣、自信、勇气，通过健康的活动锻炼身心，克服功能障碍，则可重新为社会生产做贡献。"2002年，世界卫生组织将作业疗法的定义修改为："协助残疾者和患者选择、参与、应用有目的和有意义的活动，以达到最大限度地恢复躯体、心理和社会方面的功能，增进健康，预防能力的丧失及残疾的发生，以发展为目的，鼓励他们参与及贡献社会。"其内涵是：以患者为核心，根据患者的具体障碍情况以及结合其兴趣爱好制订实施方案，发挥患者身心的最大潜能，以最大限度地改善和恢复患者躯体、心理和社会等方面的功能，提高患者的生活质量，从而达到使其回归家庭、重返社会的目的。

（二）作业疗法的作用及分类

作业疗法的作用包括促进及恢复生物心理社会功能，加速康复，防止慢性障碍进一步恶化，帮助维持身心健康，恢复工作能力，促进社会适应力，评价恢复的稳定性，最终达到帮助患者重新回归自己的生活环境、提高其生活质量的目的。作业疗法的种类繁多，随着康复医学的不断发展和完善，作业活动也不断引入更多新的内容，目前主要有四种分类方法：①按作业名称分类，包括木工作业、文书类作业、黏土作业、手工艺作业、皮工作业、治疗性游戏等14种；②按作业活动对象和性质分类，包括功能性作业疗法、心理性作业疗法、精神疾患作业疗法、儿童作业疗法及老年人作业疗法；③按治疗目的和作业分类，包括用于减轻疼痛的、增强肌力、增加耐力、增强协调能力、改善关节活动范围、调节精神和转移注意力及改善整体功能的作业疗法；④按实际要求分类，包括维持日常生活所必需、创造价值、消遣性或娱乐、教育性活动及矫形器和假肢训练等。

（三）作业疗法的基本原理及操作流程

古人云：“授人以鱼不如授人以渔。”作业疗法亦是同样的原理，通过教会人们从事各种作业活动，使他们用自己的双手创造出美好的生活，实现人生的价值。正如作业治疗的倡导者 Barton 所说的那样：“作业治疗不造物，而是造人。”而这正是开展作业治疗的根本依据。作业治疗以医学知识为基础，根据不同的需求，其流程围绕着康复医学的周期展开。作业治疗师首先收集患者的相关资料，并对患者进行有效的评估，根据初期评定的结果制订康复目标及相应的治疗计划，经过一段时间的作业治疗后，进行中期康复测评，根据测评结果对目标及治疗计划做进一步的调整并继续进行治疗，在计划结束前进行末期评定，若达到治疗目标，则治疗结束；若未达到治疗目标，则再次进入新的流程中。

二、国内作业疗法的临床应用现状

（一）精神分裂症作业疗法

精神分裂症作业疗法最早被应用于精神障碍的疾病中，而精神分裂症作为精神障碍疾病中常见的病种，长期服用药物和住院，会影响患者的正常行为，致使其丧失社会功能，易形成以孤僻、少动、退缩、懒散为特征的住院综合征，给患者及家属带来巨大影响。成加林采用随机对照试验的方法对长期住院的慢性精神分裂症患者进行为期 1 年的作业疗法，患者参与现实生活中的具体劳动、工作或娱乐活动，不仅促进患者的体格，而且明显提高患者的交流能力、认知和社会功能以及生活质量。随着网络越来越普及化，计算机也被引入作业疗法中，通过锻炼手、眼、脑协调统一，不仅提高其动手、思维、协调能力及想象力，同时改善了焦虑、自卑的精神状态，可有效地改善患者的阴性症状、社会功能及自尊水平。而对于女性精神分裂症患者，根据女性的特点开展针对性的作业活动，比如女性感兴趣的手工编织、塑泥、舞蹈等活动，结果显示，这些活动可提高患者的自理能力以及明显减轻其精神性症状。作业疗法的具体形式内容种类较多，有研究采用手工作业疗法的形式对慢性衰退性精神分裂症患者进行康复，6个月后显示可改善患者的社会功能及院内的生活质量。不仅在院内，有研究将作业疗法延伸到社区的精神分裂症患者中，由社区的专职管理人员对社区内患者进行6个月的治疗，结果显示，作业疗法对患者有明显改善疗效，为其回归社会和融入社会做了必要的准备。由于传统的作业疗法流程并没有详细的模板，精神分裂症作业疗法对操作人员的操作流程进行规范程序化，保证了执行操作的一致性，与传统模式相比，不仅有利于治疗人员的掌握和操作，而且提高了作业治疗的质量，促进患者参与活动的积极性，增进了康复效果。

（二）其他精神障碍疾病

王追琴等人对轻度认知损害（mild cognitive impairment, MCI）患者进行作业治疗。由于MCI是介于正常老化和早期痴呆之间的一种临床症状，进行早期的干预很有必要。该研究选用了适用于老年人有关益智、思维、娱乐等方面的活动，6个月治疗后显示，作业疗法可改善患者的认知功能及日常生活能力，提高患者生活质量，但对患者的记忆力改善不明显，说明延缓MCI进展到痴呆可能还需结合其他方法进行干预。张紫娟等人对66

例早期阿尔茨海默症（Alzheimer disease，AD）患者进行为期8周的作业治疗，研究显示，AD患者的日常生活能力及生活质量得到改善。由于AD患者最重要的疾病特征是记忆力下降引起的认知改变，有必要对患者认知方面的干预效果做进一步的研究；同时，对于慢性、病程较长的AD患者来说，8周的干预时间也显得较短。此外，还有研究将作业疗法应用于慢性精神病、广泛性焦虑症及复发性抑郁症中，结果均显示，作业治疗可改善疾病相关症状，是配合药物治疗不可缺少的辅助治疗手段。随着作业治疗的成熟应用，有将作业疗法与代币疗法相结合对“三无”(无法定抚养人或赡养人、无生活来源、无固定居所) 精神疾病患者进行康复治疗，两种疗法的有效结合，改变了他们在生活上的依赖性、被动性，改善了他们精神状态的同时，使他们爱与归属的需求得到满足。这提示作业疗法作为辅助疗法的一种，与其他疗法的有效结合对患者有更大的促进作用，还需要临床中更多的研究证实其疗效。

(三) 脑卒疾病

如何促进卒中后的功能康复一直是人们关注的重点。从心理上，李红艳等人采用肢体作业疗法对脑卒中后伴发焦虑情绪的患者进行治疗，患者的焦虑情绪亦来源于脑卒中后偏瘫所带来的生活不便。因此，尽早对肢体进行作业活动治疗，在改善患肢运动功能的同时，减轻了患者焦虑的情绪，提高了患者的自理能力，其中对精神性焦虑的疗效比躯体性焦虑疗效更显著。而脑卒中后抑郁的患者，由于卒中后躯体功能障碍所产生的负性情绪，从而完全否定自己，通过采用团体作业治疗的方式，除了让患者参与活动外，还促进了患者与他人交流的机会，使他们增强了团队合作意识，增加了个人自信，从而改善负面情绪，找回自身价值。从功能上，何雯等人针对脑卒中后认知障碍的患者进行个体化作业治疗，在对患者肢体康复的同时，进行针对性的认知训练，良好的认知功能是顺利进行日常生活活动（activities of daily living，ADL）的重要条件，持续2个月后发现有效地改善了患者的认知障碍，提高了其日常生活能力。因此，脑卒中后的患者在重视肢体康复训练的同时，亦应注重认知障碍的康复，从而促进全面康复。作业疗法亦可提高脑卒中后单侧空间忽略的患者对左侧的注意力，对患者的感知觉功能有积极的康复作用，同时对患者ADL的提高有重要作用。通过指导，脑卒中后偏侧感觉障碍的患者参与针对性活动进行反复学习，对肢体反复刺激，能得到正确的感觉反馈，从而重塑功能。研究发现，作业疗法不仅改善了患者的偏侧感觉障碍，还提高了手的使用能力。有研究对脑卒中后肩手综合征的患者进行为期4周的作业治疗，虽两组疗法均可改善患者的症状，但作业治疗组通过反复的、难度逐渐增加的作业训练，促进了脑的可塑性，从而促进了运动功能的恢复，有利于肩—手综合征的康复。研究还提示不能因患肢的疼痛而忽略作业治疗，同时研究也因样本量的局限性以及缺乏长期随访而需进一步完善。

左月仙等人采用功能性作业疗法和儿童作业疗法对38例6～36月龄的偏瘫型脑瘫患儿的上肢进行治疗，结果显示，该方法可改善患儿手功能，提高活动能力，而1岁以下的患儿治愈率最高，这表明年龄越小，治疗效果越好。因此，早期介入作业治疗可最大限度地提高患儿的生活自理能力，避免或减少残疾情况的发生。在作业治疗中运用座位平衡能力训练、多彩画笔对脑瘫患儿进行康复，可提高患儿的智力及活动能力，这表明鼓励临床工作人员提高创新能力，也能让患者获得更大的收益。普遍认为采用一对一的治疗方式效果必然更佳。有研究者在脑瘫患儿中分别对一对一和小组两种治疗形式进行比较，结果发现，两组患儿的日常生活能力和精细运动能力方面疗效均得到了提高，且不具有统计学差异。这表示在同等疗效的情况下，一对一的治疗方式可能会造成资源的浪费，而小组形式不但节约了成本，同时还增加了小组间的趣味性，所以在临床中以小组形式开展工作更为合适。同样，作业疗法在精神发育迟滞的儿童、病毒性脑炎的患儿中也有应用，结果均显示，作业疗法可改善患者精细运动功能及上肢功能，帮助患儿重返家庭，最大限度地发挥他们的潜能。

(四) 应用于其他疾病

随着作业疗法在临床中的广泛应用，在不同病种均有尝试运用。梁广志等人对吉兰 - 巴雷综合征的患者在运动疗法和针灸疗法的基础上进行作业疗法，通过日常生活能力训练和作业活动分析改进，改善了患者 ADL 水平，提高了其生活质量。采用作业疗法对患者的 ADL 进行康复的研究较多，研究者在对地震所致的脊髓损伤患者进行 ADL 康复治疗时，将研究分为两个阶段 (第 1 阶段：受伤后接受为期 3 个月的作业治疗；第 2 阶段：返家后 3 个月再入院接受为期 3 周的作业治疗) 进行比较，结果发现，两阶段 ADL 中大部分的维度疗效不具有统计学差异，提示如何完善患者一社区一医院三方转诊制度是下一个研究的重点。对于手部损伤后的精细运动功能，研究分别对手烧伤整形术后、断指再植术后和手外伤的患者进行作业治疗，结果均显示，疗法可促进手功能的恢复。张曼针对乳腺癌术后患者拔管后的第 3 天、第 7 天和第 10 天的三个时间段里进行不同内容的作业治疗，结果显示，患者在活动中不仅可改善肢体的活动，同时可消除不良情绪，重获自信，以良好的心态重返工作岗位和家庭中，提高生活质量。在老年功能效果不良以及颅脑损伤的患者中亦可显示，作业疗法可改善患者的疾病症状及负面情绪。作业疗法与中药熏蒸相结合对指屈肌腱狭窄性腱鞘炎患者进行治疗，结果显示，这种方法对患者的疼痛和关节的灵活度有很好的改善，尤其是在活动度方面，这也打破了以往强调出现疼痛和关节受限要制动的传统观念。

三、国外作业治疗的临床研究现状

国外在临床中应用作业治疗的研究已经相对成熟，已经不仅仅将单独的作业治疗应用于临床康复中。有研究将作业治疗与一种新的设备（互动节拍器：interactive metronome，IM）相结合应用于脑卒中患者中，用于促进上肢功能及日常生活能力的康复，实验组为 OT（作业疗法：Occupational Therapy）+IM，对照组为 OT，结果显示，实验组有效地减少了机体的损伤且提高了生活质量，而对照组则对机体的功能、感知力、满意度效果更好。因此，使用 IM 可作为 OT 治疗前或治疗后补充治疗似乎更合适，因为它的主要作用是最大化康复潜力，为未来的研究设计提供更多的临床意义和参考。日本的一项随机对照试验采用 iPad 应用程序对脑卒中患者进行评估及作业治疗目标的制定，实施真正以职业为基础的干预措施，而对照组则针对患者的残存功能和日常生活能力进行评估，实施以功能障碍为基础的干预措施，结果显示，实验组在整体康复和角色情感方面比对照组有更好的改善效果。随着科技网络应用越来越普及化，在作业治疗中采用移动设备将是未来研究的主题，然而考虑设备使用的有限性必须谨慎地对待设备上显示的信息资料，同时，使用时应更多关注患者的需求、技术应用的伦理及设备的选择。脑卒中患者摔倒的风险非常高，研究不仅显示采用小组作业治疗能够有效降低患者摔倒风险概率，并且还显示出其经济效益，即一个作业治疗师可以同时治疗多个患者。西班牙研究者对脑卒中患者出院后回到家中继续进行康复计划，并分别在四个时间段（家庭治疗计划实施前、在治疗中断期之前、治疗中断期结束时以及总治疗计划结束时）进行疗效评价，结果发现，患者的认知能力和独立生活能力明显提高，不仅仅患者，他们的家属对治疗效果也非常满意，全家的生活质量得以提高，这也意味着医疗成本的降低，研究同时也提出如何规范社区的康复治疗将是下一步需要解决的问题。

人口老龄化已经是全球共同面对的严峻问题，接受作业治疗中老年人的比例也逐渐增大，而老年人的视力下降和并存的多种并发症是影响作业治疗效果的关键因素。因此，对于此类患者进行治疗时应特别注意：包括增加对话的数量、频率及长度，与家属（或照护者）相互合作是支持和维持患者独立的关键点。老年痴呆患者也随着老龄化而逐年增加，一项系统评价显示，目前有充分的证据肯定采用作业治疗中的音乐疗法，不仅可以减轻其生活压力，还可以增加患者的幸福感，但目前还未发现有证据显示将音乐疗法针对 AD 及痴呆患者焦虑行为的干预。老年痴呆患者数量的增长意味着照护者的需求也急剧增加，这些照护者的负面情绪和身体状况将直接影响照护质量，如何采用作业治疗来帮助这些照护者也是需要研究的问题之一。

国外在原有作业治疗措施的基础上不断创新，尝试与时代流行元素相结合，然而不同的环境会影响作业治疗的效果，值得注意的是，在今后的作业治疗中，治疗师应适应动态的、多元文化和多样化的环境，满足全社会、政治、经济及环境等问题所带来的未来需求。

四、作业疗法未来的发展趋势

作业治疗是连接患者个人、家庭、社会的桥梁，关系到患者的生活质量，作为康复计划的一部分，对患者重返家庭及社会起着关键作用，促进患者回归岗位，提高再就业率，因而已受到人们越来越多的重视。随着中国经济的高速增长，城市化、老龄化、家庭核心化等社会现象加速出现，疾病的结构化也悄然发生了变化，慢性病、心理疾病逐渐增多，老年人护理等问题毅然成为社会讨论的焦点。

近年来，我国的康复医学发展迅速，已由过去的按摩、针灸、理疗等传统康复转换为以作业治疗、运动治疗、言语治疗等为主的现代康复。而康复治疗的分工也越来越细，康复治疗师也逐渐专业化，随着康复医学与国际相接轨，OT 作为康复治疗的主要方法之一，意味着在我国有着大好的发展前景。虽然目前作业疗法在国内临床中应用较为广泛，但还需要借鉴国外更多的研究依据在国内临床中进行创新实践。

第二节　言语障碍的康复护理

言语障碍是对于口语、文字和手势的理解及应用的异常。言语障碍为由脑血管疾病引起的构音障碍和失语以及由发育迟缓引起的表达困难。言语障碍对于患者的危害不仅仅是生理上的，更有心理上的。为了让患者更好地融入社会，言语障碍的康复及护理显得尤为重要。针对言语障碍患者，可施以针灸、推拿、基本训练、护理等方法改善相应症状。

言语是表达性语言在口腔中的运作过程，当产生言语的任何一个环节出现问题时，就会出现言语障碍。为了让患者更好地融入社会，言语障碍的康复及护理显得尤为重要。

一、言语障碍的康复

(一) 发音器官训练矫治

1. 电刺激疗法

有人采用电刺激结合构音训练的方法将41名有统计学意义的脑卒中伴失语患者分为实验组和对照组两组。对照组进行常规早期康复肢体训练；实验组除对照组常规训练，还增加电刺激构音训练疗法，即利用吞咽电刺激仪以对患者的言语辅助肌给予电刺激后，立即对患者进行构音器官的运动训练以及单词等的训练。该疗法取得了显著疗效。

2. 物理性刺激

有人对128名脑瘫患儿进行综合分析护得出相关结论，找出发音器官的功能障碍的所在部位后，治疗师予以相应方法刺激该部位或者按摩穴位，如口唇运动矫治、舌运动障碍矫治、下颌运动障碍矫治、呼吸功能障碍矫治、软腭运动障碍矫治、发声系统功能障碍矫治，并按揉刺激患者的风府、百会、哑门等多个穴位。对发音器官的按摩和进行运动矫治的目的在于降低肌张力，提高肌肉灵活性。对于重症的患儿，应用压舌板和冰块的刺激来达到促进口腔的运动训练。19个月之后直至3岁以前是儿童语言发育的重要时期，而5岁及以前则是儿童诊断治疗发音器官功能障碍的最佳时段。由于我国言语治疗的发展相对缓慢，很多家长没有相关意识，导致27.1%的就诊儿童年龄偏大，康复治疗的效果不理想。

(二) 言语训练

(1) 构音训练：让患者认识及辨别正确的发音，由治疗师模仿其发音或者利用留声机回放患者的错误发音，让其据此通过反复的训练后纠正其发音。若患者不能辨别，则对其进行辨音训练。治疗师应根据其构音错误类型引导其正确发音。该训练持续时间较长，因此家庭构音训练尤为重要，要鼓励家长充分参与。

(2) 命名训练：治疗师指点示意实物或者图片并让患者说出其代表的名字，当患者不能答出时可给予适当的提示。

(3) 阅读理解训练：利用卡片图画等让患者描述故事，题材应该选用耳熟能详的儿歌、诗词等患者记忆深刻的、即便失语后仍有记忆残留的。

(4) 书写训练：让患者将单词与语义相结合，后进行抄写至默写。应使患者能进行有意义的书写。

(5) 语言记忆训练：先让患者记住图片中的人物或者故事，随后向患者描述故事情节，患者只需回答“是”或者“否”。

(6) 利用仪器训练：司博宇等人研发了一款基于声控游戏的康复系统，将上述的训练融入电子游戏来训练儿童的言语能力。

(三) 针刺疗法

贾一波等人利用中医学的理论对23例吞咽言语障碍患者进行针刺疗法配合言语训练，对比言语训练以VFFS评分为标准进行测定，发现经过治疗，治疗组的疗效相比对照组有统计学意义。有人采用“补肾健脑针法”对32例脑瘫患儿治疗，发现采用“补肾健脑法”后，其语言发育以及发音器官积分有较明显提高，且其实验具有统计学意义。据悉，该方法的功效是因为针法中头针刺激了大脑前动脉主干、额叶、颞叶语言区运动区在头顶的映射区。疾病初期，脑细胞坏死仍处可逆，刺激穴位可使血管扩张而恢复局部供血，因而加速言语康复。该治疗配合构音训练能有令人满意的效果。采用舌针能较大强度地促进舌咽，迷走神经和面神经等末梢发射神经冲动，并通过神经冲动的刺激提高肌肉的灵活性和协调性。

(四)低频重复经颅磁刺激

颉淑玲将60名脑瘫患儿均分成两组，治疗组进行磁刺激结合言语治疗对比对照组言语治疗。由实验结果可知，该疗法安全性高，30例治疗组儿童均无出现明显不良反应，只偶有几个患者出现头晕等轻微症状。该研究表明，低频经颅磁刺激能降低突触阈值提高突触兴奋性；促进突触重建再生；加强血流；抑制皮质兴奋性，利于言语功能重建。

二、言语障碍的护理

护士在康复治疗过程中根据治疗师的指导对患者实施具体操作。因此，治疗过程中，护士应该以亲切的态度对待患者，消除其恐惧心理，并且应该对患者进行饮食指导，叮嘱患者家属避免过度喂食而引起呛咳等。相对医师，护士和患者相处时间更多，因此护士还应密切关注患者的心理变化，治疗过程中身体状况变化如血压等，还应该给患者提供舒适安静的物理环境。这些对于患者的心理改善是有一定程度影响的。据报道，大约70%的失语者处于心理抑郁的状态。有人分析28例言语障碍的康复治疗过程发现心理疏导对于患者有不可忽视的作用。大部分的患者由于构音异常或者辞不达意而变得沉默寡言，不利于康复治疗的进程。因此，患者入院第一天就应该接受心理治疗。言语治疗训练期间，治疗师应该多用鼓励暗示法让患者主动参与、积极参与并取得家属的信任，日常对患者语言刺激，让患者主动沟通。

各方法均能对言语障碍有所改善，但是同时综合治疗可以起到事半功倍的成效。如结合头针、推拿、益智药物口服等。但是言语康复是漫长的过程，其探索之路仍然有待深入，结合过去的经验不断创新、不断进步，才能不断发展。

第三节　心理障碍的康复护理

一、结肠造口患者的心理康复护理

结肠造口术是外科手术最常施行的术式之一，在世界各地都得到广泛应用。结肠造口是由于治疗的需要将近端固定于腹壁外，粪便由此排出体外，又称为“人工肛门”。由于肠造口改变了患者原有的排泄方式，将粪便的正常出口由隐蔽的会阴移到腹壁，使患者承受了巨大的心理压力，一些患者的生活质量因此而下降。正确的心理护理有助于提高造口患者术后生存率及改善生活质量。本节主要研究了对75例结肠造口患者实施的心理护理和指导。

(一) 结肠造口患者的心理行为反应

1. 治疗期

指在院内治疗的一段时间，患者表现出的一系列心理变化：①震惊、否认、恐惧和绝望心理：刚得知癌症信息时，不能接受现实而感到震惊，否认心理是病人面对困扰的自我保护机制；当病人发现事实无可否认时，常表现出极大的愤怒，认为从此成了废人，不久于人世，充满极度恐惧和绝望；②紧张和焦虑心理：病人常常因对术后康复状况的不确定而感到恐惧，担心手术是否顺利，肿瘤能否彻底切除，癌症是否会复发及经济问题。

2. 康复期

指患者出院回到原来的生活圈中，此时患者的心理反应有：①自卑心理：认为自己已残废无用；②依赖心理：始终把自己当作患者，对原来生活缺乏信心，凡事依赖别人，不能做到自我照顾。

(二) 心理康复护理

Orem (奥瑞姆) 的自理理论认为：人与生俱来具有照顾自己的能力、权利与义务，并且通过学习来达到自理需要。我们把 Orem 的自理理论作为理论基础应用于结肠造口患者的护理实践，以心理护理为重点，通过各种方式帮助患者适应疾病本身和造瘘带来的变化，克服各种障碍，缓解心理压力、稳定情绪，增强他们与疾病斗争和恢复社会活动的信心，达到自我照顾与环境相适应的目的，提高其生存质量。

1. 治疗期心理康复护理

(1) 与患者建立良好护患关系是进行心理护理的前提和基础。护患关系是护士与患者在护理过程中形成和建立起来的人际关系，良好的护患关系能给患者营造一个良好的心理气氛和情绪反应，从而使患者减轻对疾病的恐惧，树立战胜疾病的信心。它直接影响着患者的心理变化，与患者的康复有密切的关系。

(2) 加强健康教育。我们将一般心理护理与个性心理护理相结合，运用护理程序评估患者，将心理咨询运用于个性护理中，根据患者各自不同的心理问题而采取不同的护理方法。术后主动接近病人，了解病人的心态，有针对性地、耐心地反复予以疏导；多帮助他们解决实际问题，尤其是结肠造口的护理，耐心传授护理知识和技巧。

(3) 保持患者术后良好形象。血液和分泌物污染伤口敷料应及时更换，保持床单清洁、整齐。给病人更换敷料及造口换药应用屏风或隔帘遮挡，以保护病人的隐私及自尊。鼓励病人早下床活动，进行力所能及的生活自理和部分自理，增强机体活力，提高其自信心。

(4) 指导并教会病人护理造瘘口，提高其治愈信心。术后早期造瘘口上覆盖凡士林纱布保护肠黏膜，避免造瘘口局部受压，饮食应以少渣、高营养为主，合理搭配食物并保证足够的液体摄入对造口的病人非常重要。防止造瘘口周围皮肤受损，及时更换清洁结肠造瘘袋。使用过的结肠造瘘袋要洗净，应注意去除残存的渣子等废物，可用中性清洗剂，避免使用漂白剂或其他强效清洁剂，袋子洗净后要擦干、晾干。

2. 康复期心理健康指导

(1) 保持精神愉快。愉快是人的一种良好心态，是心理健康的重要标志。患者应从自己的思想上着实提高对精神愉快重要性的认识，从自己的行动上寻找愉快，善于宽容谅解别人，从自己的追求上获得快乐，宽恕自己的缺点和短处。

(2) 摆脱自卑的困扰。引导患者努力发现自己的内在美，发挥自己的内在潜力，巧妙运用“代偿”心理防卫机制，如利用自己聪明的头脑和丰富的想象力创造自己的东西，补偿由于疾病带来的自卑心理，取得心理平衡。多与患者讨论自身价值所在，用多种方式向患者表达对他们的正性评价以提高自尊。

(三) 效果评价

1. 评价标准

显效：能正确面对现实，对治疗和护理采取积极配合的态度，正确对待人生，适应社会，生活自理。

有效：情绪稳定，愿意配合治疗和护理，但对今后的生活有顾虑，生活基本自理。

无效：意志消沉，顾虑重重，对治疗或前途缺乏信心，自理能力差。

2. 评价效果

75例中60例显效，占80%；有效12例，占16%；无效3例，占4%。

结肠造口患者由于排便方式和自身形象的改变，其生活存在诸多不便，甚至危及婚姻、家庭、社会人际关系和社会角色，不免产生各种负性心理反应。护理人员应及时与患者沟通，了解其心理状态，并给予安慰、鼓励和支持；同时建立良好的家属和社会支持系统，给予患者理解、帮助及生活上的照顾，这对增强患者的自尊心极为重要；做好治疗期心理护理，让患者在心理和行为上接受造口，做好自我护理，增强自信心，使其尽快走向社会。

二、下肢损伤截肢患者的心理康复护理

截肢是通过手术切除已失去生存能力且没有生理功能并危害人体生命的部分或全部肢体，伤残对每一位患者来说都是一种严重的心理冲击，肢体的残缺使患者的生活自理能力下降，产生许多不利于治疗和康复的负性情绪和消极应对方式，降低生活质量。对此，某科护理人员对13例截肢患者进行了有效的心理康复与护理，且疗效显著，现报告如下：

(一) 临床资料

(1) 一般资料：本组患者13例，男10例，女3例，年龄24～50岁，平均37岁。患者严重创伤8例，机器扎伤3例，恶性肿瘤2例。本组均丧失活动功能，生活不能自理，出现极度恐

惧、失望等情绪。

(2) 方法：根据患者的致病原因不同、病情轻重、心理不良反应程度，制订相应的心理康复处理措施，进行有针对性的护理。

(3) 结果：通过护理人员心理健康护理，本组患者均能接受事实真相，且恢复良好，无一例残端感染。

(二) 护理

(1) 心理康复：患者因突发因素造成肢体伤残，必然会造成生理和心理的创伤，加上截肢后幻肢痛和残肢痛，心理承受能力差的患者往往会产生悲观、焦虑，甚至会产生轻生的念头。护理人员需耐心解释，有效疏导，同时应以热情的态度，亲切的面容、谦和的姿态为患者创造良好的心理环境，增进患者的安全感，帮助其树立战胜疾病的信心和勇气，并与其家属共同制订并熟悉康复锻炼计划，使患者积极配合治疗以消除心理障碍。护患关系的融洽是取得患者信任的关键，也是取得护理实效的关键，如悲观、恐惧、焦虑更多的是反映患者患病后的情绪，面对突如其来的事实，不良心理社会因素在性格缺陷的基础上所造成的心理压力不能及早得到发泄，此时护理人员应了解患者的心情，主动帮助其分析原因，有针对性地进行疏导、健康教育，用真诚、亲切的语言来安慰和支持患者，以娴熟的技能操作来取得患者的信任，同时在解释过程中，向患者说明截肢是抢救生命的一项必然措施，鼓励患者勇敢接受生活的挑战。

(2) 康复护理：①术后早期：术后回病房，要保持病房整洁、安静，护理人员应立即将患者安置于舒适体位，抬高患肢，预防血肿和减少肿胀。2 ~ 3 d 后去枕练习床上起坐，5 ~ 6 d 扶拐离床活动，1 ~ 2 周创口拆线后，立即用弹力绷带包裹残肢。②术后晚期：术后2～4周拆线后可进行残肢的锻炼活动，即主动运动，抗助力运动，截肢侧关节的运动可用施加按摩，仰卧位和侧卧位，各50次/d，同时要注意残端皮肤的护理，每天定期清洗残端，随时观察残端是否出现炎性反应和感染。

（3）幻肢及幻肢痛护理：患者行截肢术后仍感觉已被截除的肢体依然存在，并伴有剧烈的疼痛，严重可表现同侧感觉过敏、出汗异常、神经系统功能不稳定等。护理人员应耐心、细致地解答患者的每一个问题，不含糊其辞或言过其实，否则会给患者留下不良的心理暗示。其次应积极与家属做好沟通，给予生活上、情感上的体贴和关怀，从而提高患者自身的自信心。同时也可利用催眠、松弛、合理情绪疗法等。

患肢疼痛可给予物理治疗、经皮神经刺激、超声、按摩、水疗等，也可给予中枢性镇痛剂。一般性痛，可选阿米替林、丙咪嗪或奋乃静任一种；严重性痛，可选卡马西平、丙戊酸钠或苯妥英钠。如因神经瘤所致，可以手术将神经瘤切除。

截肢后的康复护理重点是心理护理，恰当的康复护理让患者提高战胜疾病的信心，提高自身的生活质量，消除心理障碍，重返社会，充分发挥自己的能力是关键，做到残而不废，自食其力，使他们真正在心理、生理、社会人格上得到康复。

三、脑卒中后抑郁的心理康复护理

脑卒中后抑郁（post stroke depression，PSD）是脑卒中后情绪障碍的主要表现形式，它不仅能够延缓神经功能的恢复，严重影响患者的日常生活质量，甚至增加脑血管病的病死率。近年来，脑卒中发病率呈现明显上升趋势，而脑卒中后抑郁，其发生率高达25%～79%。有报道显示，脑卒中后1个月内抑郁发生率为

24% ~ 26%，6个月左右33.6% ~ 50.6%，1年内可高达61%，已成为当今世界严重危害人类健康疾病之一。有学者对脑卒中患者进行了为期10年的专访，发现有53%左右的患者死于PSD，其病死率比无抑郁组高4倍左右。这表明PSD对脑卒中的病程、康复和预后都将产生重大的影响。

（一）脑卒中后抑郁的发病机制

目前，脑卒中抑郁症的发病机制尚不清楚，一般认为有内源性机制和外源性机制两种因素。内源性机制认为：脑内定位的神经病理学改变所引起的神经递质活动和脑内整合调节功能障碍是导致卒中后抑郁发生的主要原因，这可能与大脑损害引起去甲肾上腺素（NA）和5-羟色胺（5-HT）神经递质合成下降有关。外源性机制认为：脑卒中后患者家庭的经济状况的恶化及经济来源、社会支持、生活自理能力的丧失、就业能力的丧失等，导致抑郁的发生。PSD的发生因素是多种因素共同作用的结果，然而有关PSD相关因素的研究结果又尚不一致。

（二）脑卒中后抑郁的心理特征

①脑卒中后出现肢体的瘫痪使患者的生活不能自理，患者担心成为家人的累赘，通常情绪低落，从而产生抑郁的心理，甚至导致有轻生的念头。②还有部分患者对疾病缺乏正确的认识而过分担心、焦虑，尤其是以大小便失禁的患者，再因言语障碍，无法吐露内心压抑，从而产生了自卑感。③对于平时生活拮据，经济条件困难的患者来说，住院费用构成了一定的心理压力，从而产生了焦虑抑郁的情绪。④因长期疾病缠身而使患者感到被命运捉弄，被生活抛弃，因此产生了强烈的孤独感，沉闷压抑，郁郁寡欢。⑤少部分患者经过几个疗程的治疗后，病情虽然稳定，但疗效提高不大，因此心理活动表现出忧郁疑虑的情绪，精神抑

郁，失去信心。

（三）脑卒中后抑郁的评估及制订护理方案

（1）全面准确地评估患者身心情况，了解其心理活动、精神需求、病情变化，从而发现患者潜在的心理问题，以寻找引起抑郁症状的原因。如使用症状自评量表（symptom checklist 90，SCL-90）评定患者的心理障碍；脑卒中患者临床神经功能缺损程度评分标准［全国第四届脑血管病学术会议——《脑卒中患者临床神经功能缺损程度评分标准》(1995)］评定患者的临床神经功能缺损程度；简易智力状态检查量表（mini-mental state examination，MMSE）评估患者的认知功能；Barthel 指数（Barthel index）评定日常生活活动（activity of daily living，ADL）能力。根据综合评估结果，针对患者的具体情况而采取不同的治疗干预方法及个体化的护理方案。

（2）康复护理方案。患者入院后，应全面收集资料，以评估患者身心状况，从而找出抑郁发生的主要原因，并针对患者的具体情况，制订合适的心理护理方案。了解其心理活动、精神需求、病情变化，从而发现患者潜在的心理问题，并多与患者交流，倾听患者的心声，了解患者的心理活动，并及时地调整护理方案。

（四）脑卒中后抑郁的治疗

脑卒中后抑郁的治疗是一种综合治疗，包括几个方面，具体如下：①药物治疗：包括三环类药物，如药物有阿米替林、丙米嗪等；5-HT 再摄取抑制剂，如氟西汀、帕罗西汀等；精神兴奋剂，如利他林、苯丙胺等；非经典抗抑郁药，曲唑酮，米安色林等。②功能锻炼：包括保持患肢良肢位，加强患肢被动运动和主动运动，改善吞咽、进食等功能，提高平衡、协调及控制能力，改善日常生活活动能力，如翻身、起坐、站立、行走、吃饭、穿衣、洗漱等。③心理治疗：主要有认知行为疗法、人际关系治疗、精神分析疗法、婚姻家庭治疗等，应根据患者的临床特点及个性特征而选用不同的治疗方法，帮助患者学会控制情绪，改善大脑功能，促进躯体功能的康复。④家庭和社会支持：来自家庭和社会的支持可使患者在精神上得到慰藉，积极主动地参与日常康复治疗，增加对治疗的依从性，从而更加有利于患者的康复。

（五）脑卒中患者的心理护理

针对患者不同时期的心理特点而制订不同的护理计划，心理康复护理是以生物—心理—社会医学模式为基础，在护理过程中，通过良好的医患关系、有效的交流，影响和改变患者的心理状况和行为，促进其疾病的康复。

1. 急性期心理特点

脑卒中起病急骤，患者突然离开自己的生活环境、工作岗位和亲人、朋友感到不适应，加上对疾病缺乏正确的认识，不知道该病的特点及预后，使其面对躯体的瘫痪、言语的丧失而过度恐惧、恐慌和焦虑不安，故要对其进行心理康复护理。

心理护理方案：脑卒中急性期心理护理的首要任务是建立良好的医患关系，首先入院时，护理人员要热情接待患者，并进行自我介绍，给患者留下良好的第一印象，待患者如亲人，使患者感到温暖；其次，及时向患者分析所出现疾病的症状，及传递治疗的效果，让患者了解疾病的性质和特点等知识，从而减轻其恐慌及焦虑感；最后，护理人员应具备娴熟的专业技术和严谨的工作作风，取得患者的信任，同时向患者介绍医院的先进医疗设备，使患者相信医院的技术，帮助其树立战胜疾病的信心。

2. 恢复期心理特征

由于脑卒中急性期的康复速度较快，患者容易产生过高的期望，但进入脑卒中恢复期以后，躯体的功能恢复速度比起急性期要慢得多，患者容易出现期望性焦虑。故要对其进行心理康复护理。

心理护理方案：在此阶段要加强心理疏导，使患者振作起来，还要必须培养和指导患者提高心理素质，如音乐疗法和掌握一种应对剧烈情绪刺激的应急能力，教患者控制情绪变化的技巧，如当患者受到突如其来的刺激时马上闭目做缓慢呼吸5～6次或缓慢数1～100，等等。鼓励患者与其他病友接触交谈，并请同室病友与患者交流经验，同时鼓励已好转的病友现身说法，使患者积极主动地配合治疗，树立战胜疾病的信心。

3. 后遗症期心理特征

由于脑卒中容易带来严重的后遗症，而且遗症期患者的康复速度比恢复期更慢，加上住院时间长且多次住院，生活自理困难，又因亲人或子女关心不够，病后无人照顾，又增加经济负担，甚至由于长时间承受疾病的折磨，患者容易产生悲观、绝望的心理，故要对其进行心理康复护理。

心理护理方案：此时期，护理要采用宣泄疏导、关心鼓励的护理方法，耐心地倾听患者的述说，让患者把压抑在内心的想法倾诉出来。在生活上多关心患者、多照顾患者，以爱心、耐心、细心、关心、不急躁、不厌烦，包容患者，宽容患者，并力争解决其实际困难，给予子女般体贴安慰和鼓励，多与患者的亲人、子女联系，让其多多关心患者，并陪同患者进行室外活动，以及多给患者讲解励志方面的书籍，使患者转变心态，放弃绝望轻生的念头，树立战胜疾病的信心和困难。

在护理工作中既要加强基础护理、专科护理和生活护理，还应重视心理护理。有研究表明，对脑卒中后并发抑郁症患者进行心理护理可明显减轻其焦虑、自卑、烦躁、悲观厌世的心理，增加其与疾病做斗争的信心，并积极配合医疗护理工作。

综上，脑卒中患者由于病后致残的痛苦，多表现有心理障碍，以抑郁较为常见。脑卒中后抑郁可能与患者的性别、年龄、病程、脑卒中病灶的位置、患者的个人嗜好、患者的性格特点以及家庭社会支持等综合因素有关，这一病况严重妨碍了患者的生活、工作、学习、社交，所以脑卒中后患者的心理康复护理非常重要。早期的心理康复护理能有效减轻脑卒中的抑郁情绪，增强患者的自信心和接受治疗的依从性，使其能积极配合康复治疗，增强其 ADL 能力，提高其生存质量。

第四节　康复工程器具的应用与康复护理

一、适老性康复器具设计

现阶段，我国老年人人数越来越多，而目前康复器具功能单一、用法局限，并不能真正满足老年人的使用需求。为了解决这一问题，生产企业应该通过对现有康复器具的现状分析、用户特征分析以及康复器具治疗原理分析，得出用户需求和设计原则，从而提高康复器具的科学性以及用户对康复器具的满意度。

我国的老年人群体在 2020 年已超过 2.5 亿人，对社会、经济、卫生等领域造成了重大影响。如此庞大的群体背后却没有十分完善的医疗康复体制，康复器具仍呈现功能单一、用法局限的特点，也常使用户不能快速选择适合自身的产品。因此，对老年人康复器具的设计需得到社会的广泛重视。

（一）主要研究内容

1. 现状分析

目前，在康复器具设计制造当中处于前沿的国家有美国、日本、德国以及英国等发达国家。以上国家本身就具备完善的医疗保健制度，完善的规章制度促进了康复器具制造的不断完善。从产业链来看，美、日、德、英都具备完整的产业链条，具有十分强大的整体竞争力，其康复产业也在逐年扩大。尤其是老龄化现状十分严重的日本，虽然国土面积小，劳动力严重不足，但是日本的康复产业研究依然走在了世界前端。我国也应依靠本身的科技实力，大力开发研究康复辅助器具，促进经济的发展和医疗保健行业的完备。

国内关于残障人康复器具的理论知识比较单薄，并且目前市场上常见的康复器具大多是功能单一的产品，并且使用模式较为单一，并不能满足所有用户的需求。多数产品并没有做到真正意义上的产品适应人，用户也很难选择到完全符合自身情况的康复器具，从而盲目选择某一器具。2017 年 1 月，国务院发文要加快康复产业的创新性建设。

2. 老年人特征分析

众所周知，从生物学来看，随着时间的推移，人体各项细胞会逐渐老化，这也就意味着随着年龄的增大，残障人群的身体各项机能会逐渐退化。比如，首先，老年人的四肢会变得僵硬无力，活动起来也不如年轻时候灵活。其次，年龄增大也会引发各种老年疾病，比如颈椎病、关节炎等，严重影响生活质量。其中，老年人的关节健康是老年防护的重中之重，是保证其肢体能够正常运动的基础。此外，对于肢体残疾的老年人来说，由于肢体的不健全或者是肢体的不健康，会给身体其他部位带来隐患，严重的可能导致肌肉萎缩等症状。所以，针对老年人肢体康复的康复器具就显得尤为重要，这也正是老年人康复器具在现有家庭社会中越来越普遍出现的主要原因。老年人不仅肢体行为上存在很大的问题，且在感知上、适应能力上也存在着很大的问题，要求设计中要针对老年人特征而做出特殊设计。

在心理上，老年人也会发生巨大的变化，他们对自身现状的不满导致他们对生活失去信心。由于得不到家庭成员的长期陪伴，他们内心十分孤独、无助。久而久之，他们习惯将自己封闭在狭小的空间里，不愿与他人交流。

（二）康复器具治疗原理分析

从康复医学角度来分类，主要将康复器具的运动方式分为两大类：主动运动和被动运动。至于选择主动运动，还是被动运动的康复器具，则需要根据自身的实际情况来选择。

1. 主动运动康复器具

用户在使用康复器具的过程中，若康复器具不为自主运动，而人主动带动康复器具运动，则称这样的康复器具为主动式康复器具。其特点在于需要调动用户本身的身体力量来进行康复训练，康复器具本身不会发力。

主动康复器具的优势在于能够帮助用户提高对自己肢体的控制能力，有助于减缓肌肉无力量的症状。但值得注意的是，使用主动康复器具一般是在用户康复训练的后期以及恢复阶段，也就是说，一个肢体残障初期的患者是不建议使用主动康复器具的，因为其本身的肌肉还没有足够完备的力量，还不能够承受器具所带来的肌肉张力。

此外，主动式康复器具一般为纯机械的，可以通过旋钮或者调控零件来对具体的康复器具进行阻碍的调节，这样更加符合人的康复过程，更大程度地满足不同患者。用户在使用主动式康复器具的过程中，应根据自身的实际情况来设定康复训练的进度，而不能一蹴而就，一次性把康复训练完成，这完全是不切实际的。另外，由于大多数主动式康复器具是纯机械的，这也就对主动式康复器具的安全性提出了严格的要求，厂家设计制造时要严格按照人体尺寸数据以及各项肌肉特征进行。

2. 被动运动康复器具

与上述的主动式康复器具相反，被动式康复器具指的是康复器具主动运动，带动人进行肢体运动的康复器具。也就是说，在整个康复过程中，康复患者不需要使太大力气，主要由康复器具本身来带动，在保证关节活动的同时，又不会损伤康复患者本身的肌肉力量。

同样，与使用主动式康复器具的人群相反，使用被动式康复器具的残障人群主要处在康复器具的初期阶段，此阶段的残障人士肌肉基本处于恢复中的状态，并不能够进行激烈的物理运动，或者是肌肉本身力量完全不够，不能够带动主动式康复器具，所以需要使用被动式康复器具来帮助患者活动关节，改善身体的血液循环，预防残障人群的肌肉萎缩和肌肉功能退化。

3. 主动训练与被动训练的选择

作为康复训练的两种主要方式，主动训练康复器具和被动训练康复器具有各自的优劣势，要针对不同的康复阶段来进行使用。其中，最为有效的判断就是进行肌力测试。

4. 老年用户需求分析

通过以上研究分析，得出以下老年群体对康复器具的需求：

(1) 生理需求：增强肌肉收缩能力，训练关节灵活度。

（2）适应能力弱：可调节设计。

（3）肢体不协调：安全扶手、报警装置、防滑措施。

（4）感知能力弱：便于观察，操作简便。

（5）心理障碍：配色、形态柔和，材质舒适，尽可能实现独立操作。

（6）康复过程变化：主动式与被动式运动相结合。

（三）老年人康复器具设计原则

1. 安全性原则

设置安全扶手和防滑垫，防止老年人在使用过程中发生跌倒等意外事故。如老年人在康复训练过程中突发不适感或某些紧急事故，可立即点击“报警”按钮呼叫家人或者最近医院，及时有效地应对突发事件。

2. 易用性原则

运用整合性和可调节性原则，整合性设计可以满足老年人的多种需求，而可调节设计可以避免因身体尺寸不同而导致部分群体的使用不适感，以及适应不同康复时期训练的不同模式。观察屏幕应尽可能大些，保证老年人可以看清。操作方式应多样化，让老年人选择最适合自身的操作方式，且操作方式需省力化。

3. 情感性原则

颜色和形态应带给老年人温暖，减少他们内心的灰暗。康复器具可增强老年人的自信心，并体现社会对他们的关怀。

4. 经济性原则

老年人的思想观念较为保守，在金钱上也比较节约。所以康复器具的设计要控制好成本，不能过于奢侈。

本研究认为，对康复器具的高需求量有助于康复器具产业的迅速发展，同时也对康复器具提出了更高要求。本书对康复器具现状进行分析，发现现有问题，再通过用户特征和康复器具训练原理总结出用户需求，遵循安全、易用、情感、经济的原则，不断寻找康复类器具优化的解决方法，有利于提高老年人的生活品质，也能预防老年人的心理疾病。预计未来几年，康复产业将保持40%以上的增速，对老年人的生活以及健康都有着重大意义。

二、辅助器具在脑性瘫痪康复中的运用

脑性瘫痪是一组持续存在的中枢性运动和姿势发育障碍、活动受限症候群。这种症候群是由于发育中的胎儿或婴幼儿的脑部非进行性损伤所致。脑性瘫痪的运动障碍常伴有感觉、知觉、认知、交流和行为障碍，以及癫痫和继发性肌肉、骨骼等问题。国内外对脑性瘫痪的康复治疗重视程度日益提高。经验表明，康复治疗中根据脑瘫儿的功能障碍采用综合疗法效果显著，在综合疗法中引入功能训练，结合应用各种辅助器材等进行功能训练，可不同程度改善患儿的肢体运动功能，提高患儿的自理生活能力，引导患儿恢复正常社会生活，减少致残率发生。随着康复理念以及康复工程的不断深入发展，临床在治疗脑瘫儿童以及其他残疾儿童时，不仅采用综合康复疗法，同时还结合教育心理治疗、作业疗法与物理疗法，以及康复工程—辅助器具方法。辅助器具用于人体躯干和四肢等部位，通过生理力学作用，预防矫正畸形，以最小的辅助方式促进患儿发挥最理想的功能潜力，从而有利于恢复患儿的接受能力以及自理生活能力。该文重点总结分析脑性瘫痪康复治疗中辅助器具的作用，并进行探讨分析。

(一)脑性瘫痪患儿应用辅助器具的目的

脑性瘫痪患儿与正常健康人同样生活在一个社会中，但因他们的脑部功能受损而导致运动障碍等一系列综合征，影响他们的

健康成长与学习，更影响了他们与健康人的正常交流。尤其是随着年龄的增长，他们与同龄健康人的差距会越来越大。但若能及时利用辅助器具，可最大限度缩小他们与健康儿童的差距，提高其生理自理能力。另外，残疾人辅助器具可减轻器官和肢体残缺者的障碍或改善其功能代偿，使其能够更好地生活、学习、融入社会。所谓的辅助器具是残疾人通往健康人社会的一条通道。

1. 保护功能

针对步行不稳的患儿，可戴上安全帽，避免头部被撞伤；而且戴上安全帽可以限制肢体活动范围，避免手足徐动型脑瘫患儿或合并癫痫患儿在癫痫发作不自主运动时，伤害自己。

2. 矫正功能

利用力的作用矫正畸形的肢体或防止畸形情况加重。儿童生长发育阶段，因肌张力不平衡或姿势异常，会影响关节与骨发育异常。而且儿童生长发育期的骨关节可塑性较强，因此戴上辅助器具可起到矫正作用。

3. 支持运动

辅助器具可限制异常运动，保持关节功能的稳定，增强肢体承重能力。

4. 促运动功能的正常发育

通过辅助器具辅助改善瘫痪患儿的步行、坐站能力，促进患儿的运动发育。

5. 培养患儿的性格

使用辅助器具有利于患儿恢复正常的生活自理能力，培养自立自强的性格以及生活习惯，培养坚强的性格，缩小与健康儿童的差异，便于未来更好地进入社会生活中。

(二) 辅助器具的分类

残疾人的辅助器具按照不同方法分类：一种是按照残疾类型分类：不同类型残疾人所需要的辅助器具不同，脑性瘫痪患儿是以肢体残疾为主，且合并言语残疾、听力残疾以及视力残疾。另一种根据辅助器具功能分类，我国根据国家标准 GB/T 16432-1996《残疾人辅助器具分类》。该标准将辅助器具分为 10 个主类、122 个次类，共包括 622 种类辅助器具。

(三) 儿童脑瘫辅助器具的选用

小儿脑瘫多为肢体残疾，且一些患儿合并其他残疾，因此在选择辅助器具时，应先了解肢体残疾的辅助器具，再了解其他残疾的辅助器具。

1. 肢体残疾的辅助器具

肢体残疾的脑瘫患儿选择辅助器具时，应考虑以下三个原则选择：矫正畸形用、功能补偿用、提高功能训练用。

①根据儿童的生长运动发育规律，一般都是从抬头—翻身—坐—爬—站—走及手指运动，而脑瘫患儿一般同期无法完成相应动作，因此需要特别辅助器具结合康复锻炼，改善患儿的运动障碍，形成健康的运动模式，而且为了促进患儿的正常成长，一般这类辅助器具选择使用原则是长期间断性应用。

②根据脑瘫儿功能障碍发生的身体部位，选择的辅助器具并使其矫正以及预防畸形的作用。脑瘫患儿肌力不平衡以及异常姿势会导致肢体畸形，若早期及时采取措施矫正，可防止异常姿势恶化加重。因此早期及时结合用辅助器具，固定保持患肢功能，可预防或矫正患肢畸形。一般脑瘫患儿的功能障碍分为上肢、躯干和下肢，选择器具时尽量选择与其相符的辅助器具，而且这些器具要个人长期佩戴。

2. 视听残疾辅助器具

约 50% 左右的小儿脑瘫患儿存在视觉问题，40% ~ 70% 的患儿存在知觉问题，5% 左右存在听觉问题。视听感觉障碍会进一步影响患儿的智力水平发育，因此早期应用辅助器具训练患儿的视听能力，促进其视听发育成熟。

3. 言语、智力残疾辅助器具

小儿脑瘫因视力、听力、运动等障碍影响，也一定程度上限制了其语言发展，超过 70% 的脑瘫患儿存在语言功能障碍。因此有必要选择辅助器具提高其语言表达能力。

4. 其他辅助器具

除应用于脑瘫患儿自身的辅助器具，还有一些辅助器具是为康复人员所需的辅助器具，包括用于测量患儿关节的多功能关节活动度测量仪；用于取型患儿坐姿的真空取型机；用于患儿足部测量的足底踩印仪。

（四）辅助器具使用流程

采用辅助器具疗法治疗小儿脑瘫时，应认真执行辅助器具使用流程，医生提出具体的辅助器具使用要求、目的以及应用后效果，并与康复工程技术人员进行沟通，了解患儿的具体身体状况，技术人员制作器具时需要获得患儿家长的同意，最后由医生明确开出处方，内容包括器具的使用目的、种类、材质以及使用过程中应该注意的问题。

（五）注意事项

辅助器具使用时应该注意以下问题：辅助器具佩戴要合适，不能对身体有压迫感，并且要随着年龄的增长而不断进行调整更新；选择的辅助器具材料要结实稳固，不易破损；辅助器具要保证外型美观、制作简单、质地轻薄；必须保证容易穿戴；器具要符合小儿日常活动，要根据患儿的年龄不同，生活能力不同选择适当的器具；要训练儿童如何自己正确穿戴以及使用器具；为了保证辅助器具的康复疗效，还需要结合手术治疗以及运动锻炼。

脑瘫患儿辅助器具是预防患儿肢体畸形，促进患儿健康的成长发育的重要临床应用，同时辅助器具的选择以及适配训练需要治疗师以及医师的相互配合，并需要患儿家长配合，才能达到最佳效果，从而更好地促进脑瘫患儿身体健康全面恢复。作为医疗康复的一项重要内容，辅助器具治疗被广泛应用于临床中，并与手术治疗、运动疗法结合起来。为了达到辅助器具治疗的效果，医生应不断提高相关工程技术水平，另外，康复工程师要掌握熟练的制作技术水平，并经过讨论，制作出最有效、最妥当的辅助器具，为脑瘫患儿康复带来福音。

三、康复辅助器具在作业治疗中的应用

作业表现是作业治疗的基本目标，指人从事某项有意义活动的能力表现，来源于作业表现模式（occupational performance model，OPM）。作业表现模式从作业活动范围、作业活动成分和作业活动情景三个方面来分析人的作业表现。作业活动范围包含基本日常生活活动（basic activities of daily living，BADL）、工具性日常生活活动（instrumental activities of daily living，IADL）、休闲活动、工作、学习、休息 / 睡眠、玩耍、社交活动八个方面。作业技能成分包含感觉运动、认知技能和社会心理三个要素，作业情景包括时间和空间，作业表现模式是在作业情景的影响下，阐述作业表现的范围及其过程。由于疾病或外伤等原因，常会致使许多有作业需求的人暂时或永久丧失了参与完成某项作业活动的能力，影响作业表现。康复辅助器具在促进功能障碍者作业表

现方面发挥着重要作用，特别是对严重的功能障碍者，康复辅助器具能帮助其预防、代偿、监护、减轻或降低损伤，减少活动受限和参与限制，提升作业表现。

（一）我国残疾人康复辅助器具的需求情况

WHO 的社区康复指南中指出："对许多残疾人来说，获得辅助器具是必要的，而且是发展战略的重要部分。没有辅助器具，残疾人绝不可能受到教育或参与工作，以致贫困将继续循环下去。"适配的辅助器具能最有效、最直接改善残疾人的残疾状态。多份研究报告显示：我国 80% 以上的残疾人有辅助器具方面的需求。2011 年，中国残联在全国范围内开展残疾人康复需求实名制调查，结果显示 91.9% 的残疾人有辅助器具适配的需求。所以，残疾人对康复辅助器具的需求十分迫切，需要量巨大。随着残疾人生活水平的提高和对生活质量的追求，要求辅助器具拥有个性化、广泛性、多样性、适用性及智能化等功能。

（二）康复辅助器具促进残疾人的作业表现

作业表现能有效、直接反映残疾人的功能、生活自理能力和主动参与各种家庭、社区和社会活动的能力。从残疾者的需求和个人能力出发适配辅助器具，能够最大限度提高残疾人的作业表现，促进其更快地重返家庭和融入社会，提高其生活质量。

1. 康复辅具促进 BADL

通过使用辅助器具可以促进患者在 BADL 中的作业表现。如完全性 C5 平面脊髓损伤患者可配置腕背伸矫形器和万能袖套或"C"形夹辅具加相应日常自理工具可以完成刷牙、刮胡子、梳头发、进食等活动；C6 平面损伤者仅需配置万能袖套即可完成以上动作；如果 C6～8 平面损伤患者有良好的腱效应（可在腕背伸带动下完成屈指抓握、侧捏或对指捏，屈腕时，手指可伸开放松），可通过加粗握柄或改变抓握方式完成以上动作。使用穿衣棒、扣纽扣自助具、拉锁环和穿袜器等辅助器具帮助患者实现穿上衣、穿裤子和袜子；使用洗澡椅及长柄刷、带套环洗澡巾、特殊手套等辅助器具可以使患者完成洗澡；使用尿袋固定带、阴茎固定器等可以辅助男性患者实现自我导尿的管理；使用特制镜子辅具辅助女性患者完成自我导尿；使用长柄开塞露辅具可以辅助患者处理大便。而使用转移板、绳梯、液压或电动升降架、悬吊转移系统等不仅能帮助患者方便和安全地进行床与轮椅、入厕和洗浴中的转移动作，也有效地减轻了护理者的负担。轮椅作为完全性脊髓损伤患者最重要的转移和步行辅助器具，能帮助患者进行有效的移动和参与更丰富的活动。一项关于脊髓损伤患者使用轮椅的调查结果显示，40% 的患者拥有不止一辆轮椅，其中 73% 为手动驱动型轮椅，27% 为电动轮椅，四肢瘫痪者会配有多种轮椅。上肢及手功能丧失者可以使用有头部控制、下腭控制、眼睛控制等功能的特殊轮椅，对于有站立和上下楼梯要求者，可以适配站立型轮椅和上下楼梯型轮椅。步行辅助器具包括下肢矫形器、截瘫步行器及助行架和拐杖等，根据患者的病情和功能情况适当地选择使用能帮助患者改善行走功能，提高站立、转移及平衡能力，从而加速胃肠的活动，减少泌尿系感染的机会。另外，使用防压疮床垫和坐垫有效预防压疮，使用压力袜预防下肢深静脉血栓和促进下肢的血液循环。这些辅助器具的使用改善了患者的作业表现，提高了他们的日常生活能力和生存质量。

2. 康复辅具促进 IADL

通过使用辅助器具可以促进患者在 IADL 中的作业表现。研究表明，辅助器具能增强脑卒中患者的自我效能感，有效提高患者的日常活动能力和生活质量。如偏瘫患者使用单手驱动轮椅或靠背低和座高稍低的轮椅或电动轮椅，能使脑卒中患者独立完成长距离外出购物和使用交通工具等日常活动；使用拐杖、助行架和踝足矫形器能帮助患者完成短距离的外出活动和更方便地使用交通工具；使用固定切菜板或厨房工具能帮助患者完成备餐活动；使用固定洗衣板或洗衣机能帮助完成洗衣服活动；使用吸尘器或扫地机器人帮助完成清洁活动；手机辅助支架或各种软件工具能帮助患者独立操控手机；左 / 右型鼠标、杠杆鼠标、键盘敲击器等能帮助患者操作电脑；手部或上肢矫形器能帮助患者稳定患手，更有利于双手协调完成各种日常活动；笔记本、便签纸、购物清单、闹铃和手机等帮助患者进行药物管理和经济管理活动。

3. 康复辅具促进休闲活动

研究显示，中国残疾人进行体育活动人数为 21.9%，远低于发达国家。随着年龄的不断增长和退休等生活方式的改变，老年人每天进行休闲活动方面的作业表现增加，但躯体功能和认知功能随年龄的增长而下降，阻碍了老年人进行休闲活动。以老年人为例，老年人常见的休闲活动为阅读，但各种功能下降阻碍了老年人阅读。如老年人常伴有视力障碍，可以使用老花镜、放大镜、大屏幕、听书机、电子助视器及计算机用放大软件等辅助器具帮助完成阅读作业；对伴有听力障碍的老年人，可以使用助听器、震动闹钟及图文并茂的读物等辅助方法；对于语言障碍者，使用沟通板、电子发声器具、各类语言处理器及笔记本辅助进行语言交流活动；对于智力障碍的老年人可以提供记事本、日历本、计划表及电子提醒器等；有肢体功能障碍者，使用轮椅、拐杖、助行架、轮椅桌板、翻书器、书写辅助器具及电脑辅助器具等有助于安全、有效地完成休闲活动，提高生活质量。

4. 康复辅具增强工作能力

以截肢为例，截肢患者是终身失去部分肢体，造成肢体的残疾，需要辅助器具代偿失去的肢体功能、重塑患者自我形象和增强工作能力。下肢假肢能帮助患者进行步行、下蹲、骑自行车甚至跳跃和跑步等活动；上肢假肢能增强患者工作中的自我形象和辅助健手完成各种操作活动。随着科技的不断更新，出现了能够模仿人手的仿生手和可调节步速、重量轻、穿戴舒适的下肢假肢。部分下肢高位截肢或双侧截肢、合并其他疾病或全身状况差者，通过使用轮椅和拐杖等辅助器具实现了安全外出和适应工作的需求。在为下肢截肢者选择轮椅时，可以选择轮椅后轮后置或加装防摔倒轮和降低座椅的高度来保证轮椅的稳定性。如果上肢截肢患者在工作中使用电脑有困难，可以根据其残存的功能和假肢的特点配置合适的电脑辅助器具帮助患者完成工作，如使用摇杆鼠标、轨迹球鼠标、眼控鼠标、键盘辅助敲击器、手写板、语音输入等进行电脑操作。不同工种对残疾人的功能要求各不相同，但残疾人使用辅助器具参与职业技能培训或职业强化训练能有效提高就业率。

5. 康复辅具促进玩耍与学习

在我国，3 ~ 6 岁残疾儿童中接受学前教育的仅为43.92%，多数残疾儿童无法像正常儿童一样进行玩耍和学习，而且约 90% 脑瘫儿童需要使用辅助器具帮助移动和进行自我照顾活动。以脑瘫儿童为例，使用辅助器具能有效地帮助脑瘫儿童克服生活中的障碍，让脑瘫儿童更容易去玩耍和探索，同时创造更多学习机会和良好的学习环境，帮助脑瘫儿童成长和发展，促进脑瘫儿童学习新的技能和知识。对于脑瘫儿童来讲，保持良好的坐姿是推动轮椅、进食、玩耍、画画、操作电脑及上课学习等作业活动的基础，而保持良好的坐姿通常需要借助于合适的轮椅、定制的坐垫、头部靠枕、脚踏板、分腿板、安全带、可拆卸的轮椅桌和扶手等。使用站立架可以帮助脑瘫儿童在站立位下进行手工活动、玩游戏及做作业等；下肢矫形器及助行类辅助器具能帮助脑瘫儿童步行，促进儿童积极参与玩耍和学校学习。如果患儿的肌张力过高或过低均，可以使用手和上肢矫形器来辅助腕关节背伸、拇指处于外展对掌位，以利于手和上肢进行抓握和书写等活动；手指抓握能力差者可以用加粗的铅笔进行书写。使用电脑时，如果上肢运动协调性差，精细动作笨拙，可以选择合适的摇杆鼠标、按键式鼠标操控电脑；患儿手指精细动作和协调性差者可以使用键盘辅助敲击器再配上键盘护框等提高输入信息的精准率。对于存在言语发育障碍的患儿，可以使用便捷式沟通板、平板电脑与人进行有效沟通；同时也可以通过改良玩具或改变游戏规则，提高患儿玩耍的兴趣和家属参与性，增强患儿的自信心和自我效能。例如，使用声控玩具来训练患儿发声。

目前，国际上对辅助器具的必要性已达成共识，即辅助器具不仅是提高残疾人生活质量的工具，也是帮助残疾人实现活动和参与的重要手段。残疾人想要改变现实的状态，使用适配的辅助器具是有效途径之一。但我国仅有 23.3% 的残疾人能够得到康复服务，其中 38.56% 的残疾人主动要求配置康复辅助器具，实际只有 7.31% 配置了康复辅助器具，有专家建议把配置辅助器具的残疾人比例提高到 60% 以上。辅助器具能否真正改变残疾人的状态取决于是否适合残疾人和残疾人使用的满意度。有一份调查结果表明，疾人使用辅助器具不满意率高达 16%，另一份研残究表明，为严重功能障碍住院患者配置的辅助器具有 53.68% 不适合患者使用。康复辅助器具不能满足残疾人需要和不被接受的主要原因包括：①提供辅助器具服务的机构少，服务网络薄弱；②辅助器具服务不足、品种单一，人才缺乏；③流程不规范，辅助器具评估及对使用训练环节受重视度不足；④残疾人缺乏对辅助器具的了解和认可；⑤部分辅助器具不在保险支付范围，残疾人经济上难以承受等。因此，应通过国家政策和法规、保险制度、技术服务和专业人才培养等多方面的共同努力，提高辅助器具的被接受程度和满意度，使残疾人应用合适的辅助器具，有效地激发残疾人和其家属的信心，增强自我效能感和提高日常生活自理能力。同时，整合社会各方面有利的资源和无障碍环境，促进残疾人能平等参与社会各项活动，扩大残疾人的日常生活活动、休闲活动、社交活动、工作、学习及玩耍等方面的作业表现范围，提高残疾人的生活质量。

第四章　常见病证患者的康复护理

第一节　肿瘤患者的康复护理

肿瘤患者临床手术或化疗后，其生理和心理上很脆弱。康复护理工作应以患者为中心形成系统化护理模式。对肿瘤患者的康复护理应随疾病发展而变化，需从护理环境、精神、营养、生理及心理多方面进行护理，以促进肿瘤患者康复及提高其生活质量。

随着医疗水平的提高，肿瘤的治愈率也有明显提高。肿瘤患者在临床治疗过程中，在心理和生理上均产生不同程度的心理负担和功能障碍。对肿瘤患者实施康复护理不仅有助于配合临床治疗、解决生理功能上出现的问题，并进一步延长生长生存期，同时还能帮助患者克服心理障碍，提高生存质量，对于肿瘤患者的康复有着重要意义。

肿瘤康复是恢复患者因肿瘤本身或治疗造成的躯体残缺、生理功能异常、心理障碍等的综合手段。针对性的康复训练可促进肿瘤患者躯体功能障碍的恢复；个体或团体化心理治疗可减轻肿瘤患者的焦虑等不良情绪，改善生活质量；营养康复可改善晚期肿瘤患者的营养不良；运动康复有助于患者提高免疫功能，改善症状；癌痛康复能够明显减轻晚期癌症患者痛苦，保证其生活质量。多种康复手段复合，兼以个体化的精准康复将是未来的趋势，跨专业人才进入，多学科联合，标准化的康复指南是未来的方向。

一、康复护理环境

(一) 病室环境

病房是患者的注药治疗场所，其环境直接影响患者情绪。例如，使病人焦虑不安，护理人员应尽力保持病室安静、整洁、舒适、温度适宜，创造良好的康复护理环境，使患者处于空气新鲜、方便良好的病区环境，激发患者积极情绪来应对治疗。尤其要注意卧室，由于肿瘤患者需长期卧床，卧具应干燥、清洁及平整，骨突处应垫上较厚棉垫，且注意对棉垫的消毒和晾晒。

(二) 护患关系

护患关系作为病室的一种人际关系，在患者入院期间尤为重要。患者因为疾病变得较为敏感、多疑，作为医护人员，应注意自身言行、举止，以免不利于治疗。因此，护理人员应主动关心患者，细致地讲解治疗，规范其生活作息时间。同时向患者和家属耐心讲解疾病相关知识、治疗目的、自我护理措施以及注意事项等，以缓解肿瘤患者对于陌生环境的不安。护理人员应耐心倾听患者诉说，满足合理要求，消除患者的情感孤独和寂寞，提高患者治疗自信心，让患者尽快适应医院的生活并在感情上依赖医护人员，进而积极主动配合治疗。

二、身体康复护理

(一) 疼痛护理

肿瘤患者的主要表征症状是疼痛，临床通常采用世界卫生组织推荐的三阶段药物止痛疗法、理疗止痛外，还要应用心理镇痛护理，通过暗示、劝慰的方式减轻患者的心理负担，避免不良心理情绪对疼痛的影响，以提高患者治疗耐受性。

（二）术后的康复护理

肿瘤手术创伤性较大，容易引发多种并发症。因此，为防止并发症，减轻功能障碍，利于术后康复医护人员应密切观察患者生命体征变化，加强术后长期卧床患者护理，指导其进行呼吸肌训练。术后患者肺功能下降，极易引发肺部感染。因此，术后康复护理要注意保持呼吸道畅通，加强伤口敷料护理，确保伤口敷料干燥、整洁，注意观察伤口敷料有无渗血、渗液，观察引流管是否通畅，引流液的性质及量；加强口腔护理，告知家属和患者术后体位护理，指导其进行呼吸训练、有效咳痰，以提高其机体抵抗力。

另外，患者术后进行适当的全身活动是必要的，但要以身体状况允许为前提，注意把握功能锻炼时间。如果术后无禁忌证，1～7d 后离床活动，可由家属搀扶走动，以促进身体各部功能的恢复；如果手术创伤较重，术后体力较差，不能下床，则鼓励患者早期进行床上翻身、主被运动，防止压疮和深静脉血栓的发生。随着身体的恢复可循序渐进地增加运动量，变换锻炼内容。

（三）饮食营养的康复护理

肿瘤患者由于疾病的耗损，机体的修复严重干扰机体新陈代谢，加之接受化疗、放疗后会产生食欲减退、味觉改变、恶心呕吐等不良反应，造成体内水电解质平衡紊乱、营养不良。合理膳食、食物多样化是保证营养平衡的必要条件。恶心呕吐者可以选择酸味食物，如果呕吐严重，可遵医嘱给予止吐剂。与此同时，医护人员以及家属应为患者提供高蛋白、高维生素、易消化及高热量的食物；注意搭配主副食，粗细兼顾，不偏爱，不择食，保证营养全面合理；食物加工应多采用煮、炖、熬、蒸等方法，还要注意食物的色、香、味，以刺激食欲。对于吞咽或咀嚼障碍者，可给予鼻饲、静脉输液等方式补充营养，提供治疗期间的营养支持，保证治疗效果。抗肿瘤药物多从肾脏排出，临床大剂量使用可加重肾小管损害，造成细胞空泡化、上皮脱落、血肿、尿素干升高等不良反应，影响临床治疗耐受性。通常在临床化疗期间，医护人员应鼓励患者多饮水，以促进药物的排泄，从而减轻药物引起的毒副反应。所以，医护人员指导患者多饮水具有重要意义。如果发现饮水量不足，应予以提醒。

(四)化疗期间的康复护理

化疗是临床治疗恶性肿瘤的重要方法，但是任何抗癌药物均具有较强的刺激性和毒副反应。所以，临床医护人员化疗前应告知患者毒副反应属于正常现象，使其有心理准备。同时加强化疗期间病情观察，防止出现渗液等现象，造成患者局部组织损伤。对于脱发患者，可指导其通过戴帽子、头巾等方式改变外观，减轻心理压力，并且帮助患者减轻和消除恶心、呕吐的症状，最大程度使患者保持身心舒适，以保证化疗的顺利进行。

化疗期间，由于白细胞被抑制，免疫功能低下以及营养不足等原因经常会促使感染发生。大量的临床数据表明，感染所引起的并发症是导致肿瘤患者病情恶化的主要因素。因此，必须严格按照护理程序防止感染。

三、心理康复护理

不良的心理因素可以致癌；反过来，疾病也可以影响人的心理状态。肿瘤病情的发展往往与心态不好而导致机体免疫系统功能紊乱有关，肿瘤患者常常存在恐惧、焦虑、抑郁及失望等心理状态，并且经常由于这些不良的心理状态不配合医生治疗、导致疼痛加剧或病情恶化。所以，临床中应依据患者的心理问题，给予针对性心理康复护理，尽可能消除其负性情绪，帮助患者树立积极乐观的治疗自信心。

肿瘤患者在手术切除病灶后，要在医生的指导下，积极主动地参与术后治疗，这是肿瘤治疗成功的重要条件。为了实现这一点，仅靠医务人员的努力显然是不够的，而康复护理是康复医学的重要组成部分，它不但能提高患者战胜疾病的信心，而且可使患者积极配合医生进行治疗，改变患者的心理状态和行为，从而达到治愈的目的。

四、快速康复理念在妇科恶性肿瘤护理中的应用

快速康复外科（fast-track surgery，FTS）是近年来国际上比较流行的一种外科治疗理念。各种研究都表明，通过采用FTS的新主张有效地减轻了围术期的应激反应，降低了术后并发症的发生率和病死率。手术是治疗妇科恶性肿瘤的重要手段，但无论是根治性手术，还是肿瘤细胞减灭术，妇科恶性肿瘤患者的手术往往都有手术时间长、手术范围大和创面出血相对较多的特点，都在一定程度上影响着患者的术后康复。本书将FTS模式在妇科恶性肿瘤护理中的应用情况综述如下。

（一）影响术后患者康复的因素

1. 手术应激反应

应激反应本是机体对外界刺激的一种非特异性防御反应。短时间的应激反应对机体影响不大，属于一种正常的生理变化，可通过神经内分泌系统调节保持体内的稳态；但如果外界刺激强烈且持续时间长超过机体的负荷，机体的应激反应也会造成一定程度的损害。

2. 疼痛

疼痛是一种与组织损伤或潜在损伤相关的不愉快的主观感觉和情感体验。痛觉可以作为机体受到伤害的一种警告，引起机体一系列防御性的保护反应。如胸腹部手术后的切口疼痛对呼吸系统影响较大，患者因疼痛不敢呼吸和用力咳嗽，容易导致肺炎和肺不张。疼痛还可能引起恶心、呕吐及排尿困难等，可能影响患者术后恢复。

3. 术后肠麻痹

由于麻醉药物、止痛药物的使用，术后肠蠕动减弱是多种手术，特别是腹部手术后常见的并发症，有的患者会出现肠麻痹的情况。患者术后出现肠麻痹的情况会加重术后患者的不适感，同时影响营养摄取，容易造成机体营养摄入不足，从而延缓患者的康复。

(二) FTS 理念下妇科恶性肿瘤患者围术期的护理内容

围术期护理是妇科恶性肿瘤患者治疗过程中至关重要的一个环节。围术期护理包括术前宣教、术前肠道准备、术中护理(术中保温)、术后管路护理早期、术后镇痛、早期进食及活动，等。做好患者围术期的护理能够提高患者的依从性，有利于其快速康复。

1. 术前护理

（1）术前宣教。FST 主张术前医护人员应充分评估患者的手术风险，与患者及家属充分沟通手术术式、可能发生的并发症及术后康复注意事项等。

（2）术前禁食。在以往的传统观念一般要求患者术前 12 h 开始禁食水以预防麻醉期间的呕吐和误吸，但长时间禁食容易诱发胰岛素抵抗，甚至引起血流动力学改变。现在一般主张麻醉前

2～3 h 可经口摄入碳水化合物饮料，不仅不会增加胃内容物的容量和酸度，也不会引起麻醉期间误吸，还可减轻长时间禁食带来的身体蛋白质的消耗，从而减少胰岛素抵抗的发生，促进术后恢复，减少患者的住院时间。2013 年，“ERAS 指南”推荐禁食固体食物可推后至术前 6 h，禁饮可推后至术前 2 h，非糖尿病患者可在麻醉开始前 2～3 h 口服碳水化合物饮料，糖尿病患者可在进行降糖治疗的同时，给予碳水化合物饮料治疗。

(3) 术前肠道准备。传统观念腹部手术是要进行术前常规肠道准备的，有些术式要求洗肠，洗肠的目的是清洁肠道、避免发生术中污染、减少肠道内细菌数量、预防手术后吻合口和切口感染的发生。妇科恶性肿瘤患者常用的肠道准备方法有：3 日法 /1 日法口服肠道抗生素和术前晚洗肠或清洁洗肠等。Guenaga 等人在对结肠切除术的患者进行的系统评价中发现，在灌肠组和无灌肠组的对比中，术前灌肠不能使患者临床获益。

2. 术中护理

(1) 术中保温。体温是重要的生命体征之一。因此，术中的体温监测十分必要。体温降低时，药物的代谢速度减慢，低温也会造成患者对麻醉的耐受力降低，容易造成麻醉过深，苏醒时间也会延长；低温还可增加心血管并发症的发生率，严重低温还会导致室颤；低温对凝血功能也有损害，可能会增加失血量；低温还会增加伤口感染的发生率，影响伤口愈合。

(2) 尽量选择创伤小的术式。从广义上讲，微创技术是 FTS 理念中的重要内容之一，其目的是通过微创技术手段减少手术创伤应激。妇科肿瘤领域应用的微创技术主要包括各种腔镜手术、阴式手术和各种介入治疗等。妇科恶性肿瘤以中老年女性为高发。相对而言，女性体质偏弱，对手术耐受差、术后恢复相对较慢。目前，在FTS理念指导下应用微创手段治疗妇科恶性肿瘤已普遍被临床接受，使患者受益。

3. 术后护理

（1）术后管路护理。导尿管也应在术后尽早拔除。尿潴留和尿路感染是妇科肿瘤手术常见的术后并发症。由于解剖位置的原因，在为妇科恶性肿瘤患者手术时，特别是宫颈癌广切的患者术中容易误伤膀胱支配神经，导致患者术后排尿功能障碍。多数患者需要留置尿管10～14d，有些甚至长达数月，影响患者生活质量。针对此类患者，应尽早指导其进行盆底肌肉功能的锻炼，可有助于患者膀胱功能的恢复。

（2）术后镇痛。麻醉作用1h后，患者往往因疼痛而感觉不舒适。切口疼痛在术后24 h内最剧烈，2～3d后逐渐减轻。剧烈疼痛可影响各器官的功能。术后应及时采取有效的镇痛措施。①术后可遵医嘱给予镇痛止痛药；②大手术后可给予PCA泵；③将患者安放于舒适体位，有利于减轻疼痛；④鼓励患者表达和正确描述疼痛的感受；⑤指导患者掌握正确的非药物方法减轻疼痛；⑥给予适当的心理疏导，分散患者的注意力，减轻其对疼痛的敏感性。

（3）术后早期进食。传统观念对于腹部手术术后的进食标准是胃肠道功能恢复、有肛门排气，才可进食。临床中，经常出现患者由于各种原因肛门迟迟未见排气而不敢经口进食，导致患者出现营养摄入低于机体需要量，胃肠功能恢复延迟，影响术后康复。FTS理念主张早期恢复肠内营养，通过食物刺激可以增加内脏血流量促进肠蠕动，减少肠管淤胀。

（4）术后早期活动。鼓励患者早期离床活动可有助于肠蠕动恢复，预防术后粘连，同时早期离床活动可减少患者卧床时间，有利于预防坠积性肺炎等肺部并发症的发生，有利于患者康复。国外部分医院主张允许患者第一天在病房内走廊走动，术后第二天可进行基本正常的活动。术后早期活动也有助于预防下肢深静脉血栓的发生。妇科恶性肿瘤患者由于疾病及解剖原因，下肢深静脉血栓发生率较其他患者高出40%，卵巢恶性肿瘤更是静脉血栓的独立风险因素。另外，针对深静脉血栓的预防，FTS 还推荐围术期应用低分子肝素等抗凝药物，或穿着静脉曲张袜及使用抗血栓气压装置等。

自 FTS 理念提出以来，颠覆了许多既往围术期的思维模式，目前已在国外普通外科领域得到了广泛认同和推广。在我国由于不同医师理念上的偏差，在应用上还有待提高。但快速康复在没有增加并发症发病率和病死率的前提下，缩短了患者的住院时间，降低了住院费用，对于优化医疗资源是非常重要的，也必将成为未来的发展趋势。自 2001 年 Moller 等人首次将 FTS 应用到妇科手术取得成功后，其逐渐得到欧美等国医师的认可，进而逐步推广到其他妇科手术中，但 FTS 在妇科的研究应用还处于起步阶段，国外的研究也仅涉及子宫卵巢的部分手术。妇科恶性肿瘤是以手术治疗为主要治疗手段，如何更好地减轻手术带来的机体应激反应，更好地发挥妇瘤科医生、麻醉师、病区护理人员在患者围术期的作用，运用好 FTS 中的核心理念使患者获益是临床中应当深思的问题，只有多方协调共同努力，才能实现真正的快速康复。

第二节　运动与康复护理

一、慢性心力衰竭患者的运动康复护理

慢性心力衰竭（CHF）是由各种原因造成心脏器质性或功能性疾病，损害了心室充盈和射血能力，心脏泵血不能或仅在提高充盈压后才能满足组织、器官的需求，从而引起的一组复杂的临床综合征。CHF 已成为严重影响公众健康的心血管疾病。随着循证医学模式的逐渐完善，CHF 的防治策略及预后日显重要。患者自我管控中体质控制和锻炼对 CHF 患者来说尤为重要，又非常具有挑战性。本书就 CHF 的运动康复护理研究进展进行综述如下。

CHF 流行病学现状。我国作为一个地域广阔的人口大国，流行病学统计方法存在差异，导致不同地区 CHF 发病率存在差异。据 2002 年中国心血管健康多中心合作研究结果显示：我国目前 35 ~ 74 岁成年人中约有 400 万 CHF 患者，患病率为 0.9%，其中男性为 0.7%、女性为 1.0%，女性高于男性。随着年龄的增长，CHF 的患病率显著上升，而我国的人口老龄化进程在不断加快，那开宪等人研究结果显示，60 ~ 69 岁患病率为 39.2%，70 ~ 79 岁患病率为 49.3%，80 岁以上患病率为 11.5%。另外，有研究表明，冠心病和高血压是住院 CHF 患者的主要病因。有冠心病者患 CHF 的风险是无冠心病者的 6.230 倍，有高血压者患 CHF 的风险是无高血压者的 3.999 倍。冠心病的发病率上升至 45.6%，高血压病的发病率上升至 12.9%。此外，各年段 CHF 病死率均高于同期心血管病住院的病死率，提示 CHF 的预差严重。由此可以看出我国对 CHF 的预防和治疗是非常严峻的，提高患

者的自我管控能力是一项非常有挑战性的任务。

CHF运动康复护理的必要性。CHF是一种以运动能力降低、疲倦、乏力、头晕及劳力性呼吸困难等为特征的综合征。患者因血管收缩舒张失衡、心功能受损、骨骼肌血供应不足等原因严重影响其下肢运动功能，导致患者体力及社会活动受限。传统的治疗方案由于考虑到对已经受损心脏的不利影响，CHF患者被认为不适于体力运动，应卧床休息，限制活动，从而减轻心脏负荷。但是随着人类老龄化进程的加快及循证医学模式的逐渐完善，人们更加关注改善心功能如何，提高生活质量，阻止或延缓心室重塑，防止心肌损害加重，降低死亡率。这使CHF的防治策略日显重要。有研究证明，患者在常规CHF治疗和护理的基础上进行康复运动能够改善患者心功能不全的症状，减少并发症的发生，能够提高患者运动耐量和生活质量，促进其身体恢复，缩短住院时间，降低再入院率和病死率，且安全性较高。这是由于运动疗法不仅可以降低血中儿茶酚胺水平，降低交感神经系统的兴奋，使外周血管的张力降低，从而减轻心脏负荷，增加心输出量，改善心肌灌注和左室功能，还能改善内皮功能，减轻CHF患者的外周炎性反应，可使肌肉的血流量增加。另有研究表明，运动训练可以升高血浆加压素Ⅱ的水平，而血浆加压素是人体内的血管活性肽，能够明显改变人体的血流动力学，在心力衰竭时增加心肌的收缩力、减少外周循环阻力。有学者指出，在医师指导下的运动疗法可以作为CHF患者的有效二级预防手段。因此，应重视CHF患者的骨骼肌病变，进行合理的运动康复护理。

(一)运动康复护理

CHF患者进行运动康复训练应首先考虑安全性，必须对所有患者进行各项生理功能的评估，包括心脏彩超检查、肺功能评估以及系统功能的各项临床生化指标的测定，明确患者是否有禁忌证，再根据病情，遵循循序渐进的原则实施个体化的运动方案。

(二) 对患者进行评估

(1) 运动康复训练的禁忌证。近 1 个月有新发的急性心肌梗死；安静或活动时重度心律失常；卧位静息心率 100 次 /min 以上；最近 3 ~ 5 d 内休息或劳力时活动耐量减少或呼吸困难进行性加重；低强度负荷下明显的心肌缺血；未控制的糖尿病、高血压；活动性心包炎或心肌炎；严重的主动脉瓣狭窄，需要外科治疗的反流性瓣膜病；新出现的心房颤动；高危的不稳定性心绞痛；急性全身性疾病 (肺栓塞、主动脉夹层)。

(2) 心功能的评估。采用纽约心脏协会（NYHA）心功能评估法：Ⅰ级，患者患有心脏病，但平时一般活动不引起疲乏、心悸、呼吸困难、心绞痛等症状；Ⅱ级，体力活动轻度受限，休息时无自觉症状，但平时一般活动可出现疲乏、心悸、呼吸困难、心绞痛等症状，休息后很快缓解；Ⅲ级，体力活动明显受限，休息时无症状，低于平时一般活动量时即可引起疲乏、心悸、呼吸困难、心绞痛等症状，休息较长时间后，方可缓解；Ⅳ级，不能从事任何体力活动，休息时亦有心力衰竭的症状，体力活动后加重。也有采用 6 min 步行试验法评估患者心力衰竭程度，要求患者在平直走廊里尽可能快地行走，若 6 min 步行距离 <150 m 为重度心力衰竭，150 ~ 425 m 为中度心力衰竭，426 ~ 550 m 为轻度心力衰竭。

(3) 运动前的健康宣教。告知患者及其家属运动康复训练的必要性，并使患者取得家庭的支持，树立战胜疾病的信心，提高患者的依从性。同时明确康复运动的注意事项：整个康复运动过程均需有人陪护，确保安全；运动前、后监测生命体征，运动过程中重视患者的自感劳累强度判断，若自感体力不支或者出现心悸、胸闷及呼吸困难等不适，应立即停止运动；每次运动后感觉精力正常，无疲惫感，表示运动适度；服用药物，特别是血管扩张剂、利尿剂时，应与运动时间错开，运动时出汗较多，应注意及时补充水分；应用利尿剂的患者应注意复查电解质，避免电解质紊乱致心律失常；运动训练是个长期过程，往往数周后才能见效，需持之以恒，坚持不懈。

(三) 实施运动康复护理

(1) 根据心功能分级采取不同的运动康复护理。针对心功能Ⅳ级的患者采取的运动康复护理主要为：嘱患者绝对卧床休息，病情稳定后由医护人员协助患者进行被动活动肩、肘、膝关节等，使患者的各个关节部位得到有效锻炼，防止患者全身各关节出现功能障碍，患者运动频率为 3 ~ 4 次 /d，8 ~ 10 min/ 次。随着患者病情的不断改善，鼓励患者进行主动运动，进而帮助患者进行下床站立活动。此外，帮助患者在床上完成洗漱、进食、大小便等活动，逐步改善患者病情。针对心功能Ⅲ级的患者采取的运动康复护理主要为：患者能够得到充分的休息，随着病情的改善，在医护人员的指导下，不断加强床下活动，练习床边站立与行走，频率为 3 ~ 4 次 /d，10 ~ 15 min/ 次。在经过一段时间的锻炼之后，患者能够达到独立站立、移步训练的效果。此外，鼓励患者自主洗漱、床边进食、下床自行大小便，加快患者康复。针对心功能评级为Ⅱ级的患者采取的运动康复训练主要为：患者得到充分的休息，每日进行适当的室外步行训练及上楼运动，步行距离以 500 ~ 1000 m 为宜，楼梯层数为 2 ~ 3 层，2 次 /d，早晚各 1 次。此外，鼓励与督促患者自主洗漱与进食，并且自行大小便，适当组织一些健身娱乐活动，如体操、打太极拳等，如此不仅能够增强患者对运动康复训练的依从性，而且有利于患者的心身健康。

（2）步行运动训练。该运动训练方式简单、易行、经济、安全且重复性好，患者易掌握。首先通过 6 min 步行运动实验来制订合理的运动方案，最初，以低于 6 min 步行运动的最大距离 10% ~ 20% 为基础运动量，以及不超过休息心率 5 ~ 10 次 / min，每周 1 ~ 2 次。再根据体力逐步增加运动量，缓慢增加运动的量和频次，最终能耐受行走 3 000 ~ 5 000 步（2 ~ 3 km），时间累积在 40 ~ 60 min，1 周至少保持 4 ~ 6 d。运动包括热身运动、锻炼期运动和恢复运动。热身运动 5 ~ 10 min，首先采取伸展和关节运动，让身体功能逐渐适应主要运动的负荷；锻炼期运动 25 ~ 40 min，此过程宜循序渐进，主要为步行，根据年龄和体力决定行走的速度，在此期间可以根据体力情况分段休息 3 ~ 5 min，最后达到持续运动 20 min 左右，步行 2 000 ~ 3 000 步；恢复运动 5 min 左右，以慢步走为主，让身体的代谢速度恢复正常。

（3）运动康复器械的使用。有学者采用减重支持训练对 CHF 患者进行运动康复。减重支持训练是采用减重支持系统训练仪给予减重支持系统训练。该训练仪主要由门架式气动减重装置及慢速医用运动平板组成。训练过程中遵循循序渐进的原则，依据患者耐受及机体恢复情况酌情调整减重量及平板运动速度。一般，初次减重量从患者个体体质量的 5% ~ 30% 起始，平板运动速度为 0.2 ~ 0.5 m/s，1 次 /d，30 min/ 次，连续训练 3 ~ 6 个月。训练过程中患者出现疲惫时，可进行间歇性训练。应用 MOTOmed 运动疗法也具有较好的效果。MOTOmed 运动疗法是由电机驱动及软件支持的智能运动训练治疗系统，其采用左右交替手摇与脚踏的方式进行低强度有规律的运动疗法，改善身体行动能力，适用于身体功能减弱的人群。治疗前测得患者负荷运动能达到的最大心率，通过循序渐进增加耐受心率并维持至最大心率的50% ~ 60% 运动强度为宜，每次运动 20 min，每天上下午各运动治疗 1 次，每周进行 5 d，3 周为 1 个疗程，连续治疗 2 个疗程。

越来越多的临床试验已证实 CHF 在药物治疗的基础上配合科学的康复运动治疗不仅能改善患者的心功能，还能提高患者的生活质量，减少再入院率和病死率，能够获得较大的经济和社会效益。但是并非所有 CHF 患者均适合运动康复，需先进行心功能评估并排除禁忌证，健康宣教。患者开始进入一项正规的运动康复计划后，需要采用多学科团队合作的方法以协助进行，根据心功能分级采取不同的运动康复护理，采取接近 CHF 患者日常生活的步行训练，或借助运动康复器械进行康复。在 CHF 患者病情许可的情况下进行运动康复护理有其必要性，值得临床应用及推广。

二、缺血性脑卒中患者的肢体运动康复护理

脑卒中、肿瘤、心血管病具有高发病率、高病死率、高致残率等特点，三种疾病越来越受到人们的关注。虽然通过积极的治疗，脑卒中患者病死率逐年下降，但是在中国现存脑卒中患者的数量有 700 多万，其中 3/4 的脑卒中患者都会遗留功能障碍。尤其是缺血性脑卒中患者的预后功能障碍更为明显，这给患者的生理、心理、认知都带来了一定的障碍。由于现在国内医疗资源紧张，越来越多的缺血性脑卒中患者都需要回到社区和家庭进行康复锻炼。那么，社区、家庭就要投入很大的精力来帮助患者改善后遗症，能使患者最大限度地从疾病的心理、生理状态下走出，重新回归社会及家庭。

（一）缺血性脑卒中患者康复护理概述

（1）缺血性脑卒中患者康复护理的目的。康复护理的目的是运用专业的医学护理方法手段改善病人运动、言语等受损的功能，使患者的生理、心理、精神及认知和社交等方面恢复到最佳状态。相关研究表明，急性缺血性脑卒患者进行早期的康复活动可以减少并发症的发生率，提高生活自理能力及社会功能，同时还可以提高病人的生活自理能力，增加社会交往中的自信，减轻家庭负担，极大地利于治疗。

（2）缺血性脑卒中康复护理时间。以往的康复护理被认为是在出院以后的康复治疗过程，即经过临床治疗后的针对患者真实情况对患者后遗症的康复训练及饮食调整等。近年来，随着康复护理的发展，早期的康复护理得到了一定的重视。研究表明，①院内情况，当患者生命体征稳定、病情不再发展后 48 h 就可以根据医嘱进行早期的康复锻炼。②患者有一定的语言交流能力，能表达不适和疼痛。③重症缺血性脑卒中患者，密切监测病情 3 天。

（3）缺血性脑卒中康复护理的效果。有效的护理评估有助于患者的康复。有经验的临床工作人员应在患者入院时、出院时、家庭康复后，掌握其运动、感觉、认知、沟通能力的情况，并将这些情况告知患者及家属，便于指导今后患者的康复护理。

（二）缺血性脑卒中患者康复护理的要点

（1）提高患者对早期康复护理的认识，通过多次与患者沟通，强调运动的重要性，以及长期卧床造成的深静脉血栓、压疮、肌肉萎缩等并发症。在临床治疗早期，鼓励患者按照医嘱的正确方式做床位上的运动，制订每个患者个性化的运动方案，缺血性脑卒中患者可以在入院第 2 天进行运动治疗。要求病室整洁，空气流畅，运动前，患者应先大小便，运动时，患者平卧床上，运动方法是以 Bobath 为主的运动康复护理，采取被动运动、主动运动，从患者患侧上肢的肩、肘、腕、指关节开始，先从轻动作、小动作开始，随后运动量逐渐增加，每日 2 次，每次 30 分钟，治疗时间为 1 个月，要求家属共同参与。

（2）被动运动：首先，护士位于患者一侧，用双手轻轻拍打患者肢体，放松肌肉，注意患者的反应，一只手固定患者的肩关节，另一只手握住患者腕关节向上举至床头，动作缓慢轻柔，然后依次做关节的内伸、外展、内旋、外旋及屈肘、腕指关节的运动；下肢运动，仍需要轻拍患者下肢肌肉，从臀部至小腿，手托脚跟，依次做屈膝、内旋、外旋、踝指关节运动，操作后取舒适体位，同时患者的肩、肘、臀、膝关节应用小垫垫起，避免皮肤受压，防止压疮。

（3）主动运动：患者可以采取不同的卧位、坐位、站位、平卧位及侧卧位。嘱患者双手交叉，拇指向上外展。由健侧手指帮助患侧手指外展，使患者整个上肢的肌肉减少痉挛，患者双手充分向前伸展，肩胛骨前伸，主动抬高上肢，患者伸肘，双手握在一起上举至头顶，放下双手指至胸前向左右移动，注意手臂不能屈曲，再重复做 20 次以后逐渐增加。下肢运动，双手自然放于身体两侧，屈膝后抬起臀部，重复做 20 次以后逐渐增加。注意保护患侧的肩、肘、臀及膝等关节，避免受压。

（三）评估结果

通过床上、床旁及疗区环境内的康复运动、饮食治疗等，患者与普通医疗护理后的患者比较，显示肩痛、肩手综合征、屈肌痉挛发生明显降低；同时，后期出院后通过回访调查，患者肢体运动恢复也较好。

(四)缺血性脑卒中患者康复护理体会

脑卒中，俗称“中风”，包括出血性脑卒中和缺血性脑卒中，是一种突然发作的危害严重的疾病。缺血性脑卒中后遗症，俗称“脑血栓后遗症”。患者在出院后的生活中，因运动行为的障碍，常常被人描述为“手挎筐、脚划弧”。主要表现是肩手、腿足运动障碍，其发生率约占偏瘫患者的12.5%，常在患者发生脑卒中的1～3个月内发生，严重影响患者的生活、工作。

肢体运动康复护理。针对患者极易出现的痉挛，在运动康复护理前，先运用联合抗痉挛药物进行肌张力的降低，使运动康复时动作平衡、协调。然后在药物治疗的前提下，进行主动运动、被动运动，合理饮食。研究结果显示，对于早期肢体运动障碍患者或卧床不起的患者，早期的缺血性脑卒中患者的肢体运动康复护理减少了“手挎筐、脚划弧”等后遗症的发生率，比统的依靠药物的常规疗法效果更好。

第三节　小儿脑瘫的康复护理

对小儿脑瘫康复护理进行探讨，增强康复效果，力争达到较大程度的康复。方法：对10例临床资料脑瘫患儿进行分析。结果：患儿在各方面均有不同程度的提高和改善，其中显效3例，有效7例，无效0例。结论：在良好的康复环境，运用传统康复和新型高科技康复相结合的训练方式让患儿达到最佳康复效果。

一、脑瘫的定义及分型

小儿脑性瘫痪（cerebral palsy），简称脑瘫，是婴儿出生前到出生后1个月内，各种原因所致的非进行性脑损伤综合征。主要表现为中枢性运动障碍、肌张力异常、姿势及反射异常，并可同时伴有癫痫，智力低下，语言障碍，视觉及听觉障碍等。脑瘫按障碍类型，可以分为痉挛型、松弛型、徐动型、共济失调型、混合型及僵直型；按障碍部位，可以分为单瘫、截瘫、偏瘫、四肢瘫、双瘫及重复双瘫。

二、脑瘫形成的原因及表现形式

导致脑瘫的原因十分复杂，大体可分为出生前、预产期和出生后三个时期。出生前多因母亲在妊娠期间患有严重糖尿病、高血压、吸烟或被动吸烟、酗酒、不适当地用药以及母亲高龄等；预产期因素是产前分娩、胎位不正、产程过长，出生时窒息、早产、过期产、多胎等；出生后大多是因重症新生儿黄疸、头部外伤、颅内出血、感染中毒等。由于患儿病变在脑部，肌肉本身没有瘫痪，因此运动和姿势的异常随着患儿的生长发育而不断变化发展，表现形式多样，可有感觉、认知、沟通、感知功能障碍、智力低下及惊厥发作等表现。

三、小儿脑瘫康复治疗的紧迫性

小儿脑瘫最容易造成患儿残疾。在先天性疾病中，小儿脑瘫发病率相当高。据统计，在发达国家中，脑瘫的发病率为新生儿总数的2‰；我国脑瘫发病率为1.5‰～5‰，有超过300万患儿，并以每年4.6万的速度递增。由于神经系统的发育，0～6岁时是飞跃性的，中枢神经系统发育完成了90%左右。因此，及时对脑瘫患儿进行康复治疗，就能在婴儿运动功能和智力上产生积极作用。

四、临床资料

本书选取10例临床案例进行分析，其中女6例，男4例；年龄9个月1例，2～6岁8例，10岁2例；痉挛型9例，共济失调型1例。四肢瘫6例，单瘫1例，截瘫3例。

五、康复护理

（一）康复室内的环境要求

根据小儿心理特点，康复室内墙壁可选择色彩鲜艳的颜色，墙上可挂精美的卡通图片，用色彩鲜艳的气球、彩带点缀房间，让气氛活泼，充满童趣。室内应光线充足、温暖，定时通风换气，定时消毒，防止交叉感染。

（二）对康复师的要求

（1）善于观察，通过对患儿的观察能更深入全面地了解康复护理对象。因此，康复师要全面细致观察患儿的每个细小动作障碍，要边观察边比较。要与个体的健侧对比，要与个体的患侧比。通过对比，找到一种适合患儿最佳康复训练方案。

（2）语言要亲切、易懂，切忌让患儿有生硬、害怕的感觉。要让患儿觉得康复护师是可以依靠和信任的。康复护师的说话语速要慢、稳，向患儿提要求时，语言要简明扼要，要与慢、稳的训练要求相一致。

（3）多表扬鼓励。孩子是夸出来的，多鼓励他们，让他们增强自信心，提高训练积极性。孩子十分渴望自己的训练能得到康复护师的认可。鼓励方式以物质奖励为主，如奖励吃饼干、吃糖等。这些物质刺激能引起患儿的兴趣，提高训练效率。

（4）多学习。对康复护师而言，小儿脑瘫的康复训练是个新领域，仅靠培训所学的知识是远远不够的，必须通过不断积累专业知识，从不同渠道搜集资料，才能更好地对脑瘫患儿进行康复训练。

（5）勤总结。总结十分重要，通过总结，可以对不科学的训练进行及时纠正。好方法可以继续沿用，对存在的疑点和疏漏，可以请教或查询资料。勤于总结对开展康复工作能起到承上启下的作用，为更好地开展康复训练奠定基础。

（6）康复评估及训练计划。对每个患儿进行康复评估，了解患儿的具体情况，填写评估表，拟订出康复训练计划，再按照康复计划进行康复训练。

（三）康复治疗的方法

（1）运动疗法：采用以 Bobath 法为主，在抑制患儿异常运动的基础上，运用促进技术，按运动发育程序，从低级到高级进行训练，促使其建立正常运动功能，即在抗痉挛模式下诱发正常运动模式。按照儿童的生长发育规律进行，抬头—翻身—坐—跪—站—走训练，根据不同病情进行头部控制、双上肢、躯干、双下肢等各种平衡功能训练。训练肢体的粗大运动，如上举、摆手、拍手、迈步、提腿、弯腰、转向。动作由被动到辅助，再到主动；由粗大到精细；由静态平衡到动态平衡，通过反复强化，引导完成动作，抑制异常姿势，促进正常姿势。

（2）作业治疗：选择性地进行作业活动训练，重点是日常生活活动训练。应侧重患儿日常能力训练，传授简单的日常生活知识，提高其日常生活能力以及认知能力。针对患儿自身特点，进行进食训练、擦口水训练、大小便训练、穿脱衣服训练等。训练手脚的精细动作，如操作玩具、小物品、摆放、踢球。

（3）言语治疗：脑瘫患儿的语言训练应尽早开始，一般训练方式是一对一与集体训练相结合。根据患儿的语言障碍类型、程度不同，制订个性化训练方案，包括构音器官训练、发音训练、语音训练、语言理解训练及语言节奏训练等。提高患儿的语言表达能力和理解能力，恢复患儿的语言交际能力是言语治疗的最终目的。

（4）感觉统合训练：训练包括提供前庭、本体和触觉刺激的活动。活动要求患儿对感觉输入做出适应反应，即成功的、有组织的反应。在指导活动目标过程中，重点放在自动感觉过程上。例如，平衡板训练、拍球训练。设定游戏气氛，让患儿愿意参与，在训练中获得更多的收益。

（5）体感训练：以体感游戏的形式去实现一系列已被论证有效的康复动作，从而替代传统的康复作业疗法中的辅助器具。对上下肢以及大脑认知进行全方位的康复训练，具有提高康复对象的运动能力、认知能力以及对患儿进行心理治疗等功能，能激发康复对象的训练欲望，提高其康复热情，使治疗效果倍增。

（6）心理治疗：针对患儿胆小自闭、缺乏自信、孤独自卑等特点，注意观察脑瘫患儿的心理、情绪变化，尽早进行心理护理，使患儿的身心得到良好康复。对不同年龄阶段的患儿，应制订相应的个性化心理治疗方案，鼓励和培养脑瘫患儿重塑自信心。

（7）音乐治疗：音乐作为一种非语言交流的工具用于治疗中，可以鼓励和支持患儿自发地融入交流；加之音乐刺激对患儿是一种无威胁的人际信息。治疗应根据患儿具体情况进行设计，使患儿在独特的音乐中获得安全和自由，使患儿心情愉悦，提高患儿参与训练的积极性，增强训练效果。音乐的选择应以舒缓、轻松音乐为宜。

（8）饮食指导：在治疗和训练前后半小时内避免过多进食，以防止患儿哭闹而引起呕吐，训练后注意补充水分。平时应选择易消化、营养丰富、高蛋白、高热量及高维生素的食物，并做到合理搭配。

（四）对照料者的要求

照料者要了解儿童康复的基本常识，经常参加学习培训，他们每天照顾患儿的起居作息，积极配合康复师做好对患儿的治疗。

（五）结果

对10例患儿进行康复训练12个月后，再对其认知功能、言语功能、运动功能（头部控制、翻身、爬、坐、膝手卧位、站、走、平衡、手部功能）及自理动作等项目进行评定。实践证明，患儿在认知功能、言语功能、运动功能等方面均有不同程度提高和改善。其中显效3例，有效7例，无效0例。年龄越小的患儿，治疗效果优于年长的患儿；病情越轻，并存症状越少，效果越好；痉挛型脑瘫患儿康复效果最好。

通过建立一个良好的康复环境，在康复师的耐心指导下，运用传统康复和新型高科技康复相结合的训练方式，在康复部、抚育部、膳食部等各个部门配合下，患儿能够更好地提高自理能力，从而达到较好康复。

第四节　中风患者的康复护理

中风，现代医学又称脑血管意外或脑卒中，可分为中经络和中脏腑两大类。以起病急剧为特征，其后果往往导致偏瘫、语言障碍等严重残疾，具有高发病率、高致死率、高复发率和致残率高的特点。在临床护理工作中，如何为中风患者实施及时有效的康复护理对减少致死率、致残率，提高患者的生存质量起到至关重要的作用。

一、临床资料

某院自2010年3月至2015年7月共收治中风后遗症患者38例，男18例，女20例，年龄最大82岁，最小55岁，左侧偏瘫16例，右侧偏瘫22例，脑出血为15例，脑梗死为23例，其中有15例失语，38例均有不同程度的心理障碍，经过1~6个月的康复后，均取得了较满意的效果。

二、方法

（一）功能康复锻炼

康复应和急诊抢救同时开始，并贯穿医疗护理全过程，做好预防性康复，以避免或减少疾病。所以，护理要使患者对各种训练感兴趣，必须不断让患者看到治疗效果，从而树立信心，进行有效的锻炼。据文献报道，早期运动康复组占37%，而非康复组占10%。

（二）语言康复训练

（1）早期训练，反复示范。中风患者早期大部分时间都是在床上度过的，中风患者的肢体功能康复应从早期开始，一般在患者生命体征平稳、神经功能缺损症状不再发展后48h开始康复治疗，床上的卧位姿势为：仰卧位时，患者肩上抬前挺，上肢自然伸展，掌心向上，手指伸直分开，患者肢下放一高度适中的软枕。健侧卧位时，胸前放一软枕，将患肢完全置于枕上，保持上肢前伸，肘、腕和指关节自然伸展，防止上肢下坠，切勿垂腕。患侧卧位时，将患肢轻轻拉出避免受压，置于前伸位，前臂外旋，手指分开，掌心向上，同时尽量鼓励患者取患侧卧位，以利于健侧肢体的活动。

(2) 语言训练与整体康复同时进行。方法：双手指交叉互握，患手拇指在上，健手拇指在下，健手带动患手进行肩、肘、腕、指关节的屈伸旋转等范围的训练。当患手握力差时，将患手用宽橡皮筋固定在滑轮或棍棒的一端，另一端为滑轮的秤砣或握住棍棒的健手，助力式带动患侧上肢全范围关节活动，使肌肉从最大牵拉逐渐到最小牵拉，以诱发主动运动。被动训练后逐渐鼓励患者采取自主运动，上下肢应从远端至近端各关节进行屈伸、内外旋转、内收、外展、举、握、拉等动作。在完成范围活动度的基础上，再给予抗阻力运动，每日一次，每个动作5～10次。在护理患者时，要不断给予语言信息，告知每种功能训练的成功对其他功能的恢复起积极作用，所以语言训练必须与整体康复训练同时进行，才能取得更好的效果，使其尽可能回归家庭和社会。

三、心理康复

注重心理康复的主导作用，以心理康复促进机能康复。通过患侧肢体被动活动，保持其关节活动范围。取患侧卧位，增加本体感觉刺激，使患者了解肢体的存在，对情感失禁者，尽量避免因环境变化而引起的不安，掌握患者的情绪波动，适当使用抗忧郁药物，并配合心理治疗。护士的语言对伤残者的生理和心理功能起治疗作用，护士要通过语言鼓励病残者充分发挥自身的潜在力量，变悲观失望为主观努力，以坚强的毅力愉快地接受康复治疗及锻炼，树立重建的信念，从而使训练者达到理想效果。

四、社会康复护理

中风的预防分为原发性预防和继发性预防。原发性预防通过告诫和帮助那些存在中风发生的风险因素，从而达到预防中风的发生。继发性预防时协助已经发生中风的患者防止病情恶化、复发和并发症的发生。预防性护理：避免不良的心理刺激，制订合理的生活计划。

进行早活动、早下床、早走路等早期康复训练者比长期卧床者恢复得早，致残率低。所以，护理要使患者对各种训练感兴趣，必须不断让患者看到治疗效果，从而树立信心，进行有效的锻炼。

进行康复护理过程中还要注意患者的全身心健康，防止压疮及其他并发症发生，加强膳食管理，保证高热量、高蛋白、低脂肪及碳水化合物的摄入，保持二便通畅对进行康复有着积极的作用。脑中风病人康复护理的目的在于预防和矫正病人的运动、言语、认知等各种功能障碍，但语言的恢复比偏瘫的恢复要复杂而缓慢。为探讨语言强化训练护理对失语患者语言功能恢复的影响，笔者查阅了相关资料，对部分患者采取了相应语言强化训练护理措施，患者可以在熟悉的生活环境中进行锻炼，且能得到家属更多的帮助，动员社区人力、物力资源，调动康复对象本身，才能真正康复，这对中风患者的预防、健康的恢复有重要意义，也才能得到更好的效果。我们还正确运用传统藏医理论，针对患者具体证型进行辨证施护，采用藏医情志护理，饮食疗法，功能康复护理，起居护理，针灸、按摩护理及藏医特色药疗法等护理措施，使患者气血通达外，肢体经络疏通，强壮筋骨，一定程度地缩短疗程，促进肢体、语言康复，减少致残率。由此可见，情志护理是中风后遗症康复期护理的基础，锻炼是中风后遗症患者提高生活质量的主要手段，对重症患者并发症的预防护理是康复期护理能否顺利进行的保障。藏医能力和生存质量对预防并发症、改善中风后遗症状起了十分积极的作用。

第五节　血液透析的康复护理

MHD（维持性血透）是ESRD（终末期肾脏病）患者肾脏替代治疗的主要方式之一。随着生理—心理—社会医学模式的建立，终末期肾脏病的治疗目的不再是维持性血透患者生命的维持以及诊治的缓解。所以，提高终末期肾脏病患者的生活质量对患者最大限度地回归社会起到良好的促进作用。那么，应该怎样对终末期肾脏病患者采取相对应的康复护理，使患者的生活质量明显提高是目前医护人员所面临的重要课题。

一、资料与方法

（一）一般资料

选取2014年8月至2017年2月在某院进行血液透析的患者82例，随机分为两组，每1组41例。其中，干预组男29例，女12例，年龄在18～57岁，平均为(38.2±4.1)岁；对照组男28例，女13例，年龄在19～60岁，平均为(39.5±4.7)岁。

（二）护理方法

对照组给予常规护理，其中包括健康指导、对症支持以及并发症防控等，干预组在此基础之上给予康复护理。

（1）心理护理。临床护理人员要详细介绍疾病的发展过程、血透目的，血透期间以及血透后的相关注意事项，例如，避免受到压迫，穿戴宽松的衣服，消除患者对自身疾病的认知，或者让其他患者进行现身说法，进而增强患者的治疗自信心，使患者的心理处在一个良好的状态，鼓励患者从发病的困境当中走出来。

(2) 增强护患沟通。护理人员应该明确了解患者的大致情况，转变病人对治疗的态度，当病人产生不良情绪的时候给予针对性的心理辅导，正确指导病人控制饮食和自我保护血管通路，防止血透期间的各种并发症，对新病人及其亲属给予系统培训与讲解，使患者治疗的依从性明显提高。临床护士要协助患者制订一个自理能力训练计划，从日常生活起居开始，正确引导患者在主动配合治疗期间，积极参与适合机体状况的活动，让患者始终保持与社会的良性接触，保持一个良好的心态。

(3) 建立和谐护患关系。临床护士应该增强自身业务素质以及心理素质的建设，以熟练的操作技术以及精湛的专业知识为患者进行服务，使患者产生一种安全感以及信任感，将“以患者为中心”这一服务理念贯彻在日常工作当中，进行血透治疗的4～6周以后，患者的食欲发生改变，贫血给予有效纠正，多余的水分得以消除，同时临床医护人员需要增强对患者的宣传教育和鼓励，让患者看到希望。

(4) 饮食护理。护理人员要正确指导患者进行合理饮食，饮食疗法是血透治疗效果和提高存活率的重点，明确告知患者加强营养以及提高机体抵抗力的重要性。另外，护理人员要协助患者制订一个有针对性的膳食计划，告知患者摄入蛋白质以及热量的重要性，使并发症明显减少。

(5) 康复训练。重点强调早期开展以及循序渐进，强度从低到高，同时注意综合全面，其中包含运动方法、心肺适宜评估、时间掌握以及运动器具配备等，指导患者选择打太极、游泳、保健操以及上下楼梯等相关有氧运动，每周 3 ~ 5 次，30 ~ 60 min/次，以轻度气喘以及出汗为运动充分标准，制订个体化的运动方案，年老体弱者需要有人陪同。患者在床上进行等张训练，练习时，会用到向心收缩（缩短收缩）和离心收缩（拉长收缩）。例如，在一个推举练习中，上臂后部的肌肉（肱三头肌）缩短（做向心收缩），将重物举过头顶，当重量减轻时，如果重量缓慢降低，则肌纤维变长（离心收缩）。离心收缩和向心收缩都能增强肌肉适应性。床上卧床的病人进行呼吸操的训练，通过深呼吸运动、有效咳嗽以及排痰，正确指导缩唇腹式呼吸训练，30 min/ 次，2 次 /d，以增强患者的呼吸功能。针对透析合并骨折卧床的患者，请康复小组教师进行专业的指导，保持功能位，进行肢体被动活动：采取按摩和早期活动四肢，手握毛巾卷，髋关节微屈以及内旋；同时用脚托板防止足尖下垂，以免被褥对足背造成压迫。全身按摩在 30 min 以内，2 次 /d，60 min/ 次以内，功能锻炼过程中注意患者的神志、面色等。

（三）观察指标

对比两组患者对护理工作满意度变化情况，其中包含满意、较为满意以及不满意。

（四）统计方法

该研究中收集所得的所有数据资料均应用 SPSS 23.0 统计学软件进行统计学处理，相关计量资料均应用（$\pm S$）表示，两组间比较进行 t 检验；计数资料采用百分率（%）表示，采用 χ_2 检验进行组间比较。$P < 0.05$ 为差异有统计学意义。

结果：干预组 41 例，满意 20 例，较为满意 18 例，不满意 3 例，护理满意度为 92.68%；对照组 41 例，满意 17 例，较为满意

15例，不满意9例，护理满意度为78.05%。干预组病人对护理工作的满意度明显优于对照组（$P < 0.05$）。

二、MHD实践研究

MHD是ESRD维持生命的一种安全有效的肾脏替代疗法，随着医疗水平的日益提高，其中透析技术以及水处理系统的不断完善，医护人员的努力和患者对疾病认知的不断提高，肾功能衰竭病人的成活率日益提高。在国内，借助维持性血透存活在15年以上的患者占1/10左右，患者对护理的要求不再是护理技术服务，而是希望临床护士能够传授其护理技能以及预防保健意识，对病人实施相对应的康复指导，让患者对维持性血透有一个明确的认知，增强护患之间的配合，对提高患者的健康生活质量起到非常重要的作用。康复护理只有十余年的历史，对其学科研究范畴尚无统一认识。国内专业人士已逐渐认识到康复护理是康复医学的重要组成部分，是为了适应康复治疗的需要，从基础护理中发展起来的一门专科护理技术。患者选择来该院进行透析，以求获得身心和社会的和谐统一，采取康复护理则是使患者达到这一境界的有效途径，护士要将康复护理的理念贯彻到整个护理工作的始终。根据相关研究表明，对维持性血透患者采取康复护理可以取得令人满意的效果。在康复护理期间，责任护士首先应该对患者采取个体化健康教育，同时采取心理护理调节患者的依从性，合理指导病人参与康复训练，以及在康复护理期间监督患者的执行率，评估康复护理的强度和安全性，最后采取定期随访及时有效地反馈调整康复护理方案，使患者的生存质量进一步提高。

综上所述，对血液透析患者采取康复护理可以使患者的生活质量明显提高，在临床当中得以广泛应用。

第六节　肩关节术后的康复护理

肩袖损伤是肩部常见的退变性疾患，通常表现为肩部的疼痛，以夜间明显，可继发肩关节的功能障碍。肩袖损伤常常需要外科干预进行修补，撕裂的范围、形态、骨质疏松程度以及护理康复对修复的成功率具有较大的影响。而其中围手术期护理同样对术后肩关节功能恢复有重要意义。本研究对45例肩关节镜下行肩袖修补的患者进行个性化、分阶段的康复锻炼护理，患者康复效果较好，现报告如下。

一、资料与方法

(一) 一般资料

选取2015年1月至2016年10月收治的45例肩袖损伤患者，其中男10例，女35例；年龄40～78岁。患者均为单侧肩袖损伤；损伤原因：41例患者无明显外伤诱因，1例有端重物病史，2例有车祸伤病史，1例有肩部摔跌病史。术前均摄肩关节前后位片以及出口位片观察肩峰形态；均通过肩关节的磁共振成像检查，明确肩袖损伤的诊断。纳入标准：①明确的肩部疼痛病史，病程持续3个月以上，伴有夜间疼痛；②影像资料明确诊断为肩袖损伤；③经过系统的保守治疗，症状不能缓解；④可有急性肩部外伤史。排除标准：①肩部软组织条件不允许手术；②肩部感染；③基础疾病不耐受手术；④严重的继发性冻结肩，未恢复部分功能；⑤肩袖肌腹内严重的脂肪浸润；⑥患者对术期望值过高；

⑦颈椎病。

（二）方法

所有患者均在插管全麻下行缝线桥技术修复肩袖，采用内外排锚钉固定。肩峰下置镇痛泵止痛处理。术后颈腕吊带保护患肢，预防性抗生素使用24 h，切口定期换药。术后2 d拔除镇痛泵。同时根据个体差异制订个体化的康复计划。

（1）术前护理与指导：加强对患者的宣教，具体包括手术内容、术后可能出现的并发症及注意事项，使患者对手术有充分的了解，同时可以介绍科室相同患者的情况，通过患者间的交流，消除患者术前顾虑和紧张情绪。结合科室自制的肩关节手术及康复宣教手册给予患者演示，耐心回答患者的疑问。协助患者完善各项术前检查；术前一天协助患者清洁肩关节周围皮肤，指导患者术前禁食禁饮。

（2）术后护理：①一般护理：全麻术后应密切观察患者生命体征。因关节镜手术灌洗液在组织间隙的残留，患肩一般较为肿胀，应严密观察患肢活动、皮肤感觉、皮温、末梢血运及敷料渗出等情况，并及时与医师沟通处理。患者术后一般会采用颈腕吊带制动。应采取措施保持肩关节轻度外展并使患者感觉舒适，可以在肘后垫薄枕适当抬高患肢，减轻肩前软组织张力，减轻疼痛和不适感。观察肩峰下间隙止痛泵的灌注速度和通畅情况，必要时，加用止痛药物，以利于患者及早开始被动锻炼。术后早期的康复护理非常必要，可起到消除患者肿胀、促进静脉和淋巴回流、预防肌肉萎缩与肩手综合征的作用。②常见并发症的观察处理：全麻患者术后常见恶心呕吐等情况，应密切观察。可给予止吐药物。头向一侧偏转防止误吸。术区肿胀常于24 h后消退，应注意肿胀的发展情况及对末梢血运的影响，可提前冰敷预防，或遵医嘱使用消肿活血药物减轻肿胀。患者术后常因疼痛不敢咳嗽；插管引起的呼吸道分泌物增加等原因导致肺部感染的可能增大。指导并协助患者在不引起伤口疼痛的情况下进行有效的深呼吸和咳嗽、咳痰，必要时进行超声雾化吸入，预防呼吸道感染。术后肩部疼痛突然增加，应警惕缝合锚拔出的可能，并及时汇报处理。③个体化康复锻炼：肩袖修复手术后的患者应根据撕裂程度和手术修复情况制订个体化的康复锻炼方案，应与手术医师沟通了解手术固定的可靠性后，再开始锻炼。一般在6周内均应颈腕吊带制动并禁止肩关节主动活动，对中小型肩袖损伤术后每日1～2次，每次30 min的被动活动锻炼；对大型肩袖撕裂术后一般不进行被动锻炼；4周后根据复查情况酌情开始主动锻炼。锻炼时应注意循序渐进的原则，活动力度及活动范围由弱到强、由小到大，不可随意增加训练强度或跨阶段训练，急于求成容易造成肩部再损伤。第一阶段：以被动活动为主。手术当天麻醉结束后，可以开始进行手指、手腕的主动活动。进行伸握拳和伸曲腕活动。术后1～3 d可以加行肘关节的屈伸活动。3 d后根据疼痛情况结合医嘱鼓励患者进行患肩的钟摆样被动运动，以无痛或轻微疼痛为原则。1周后可以进行肩关节的被动活动度锻炼。所有被动锻炼结束后都应马上恢复颈腕吊带制动保护。4～6周后复查，决定是否开始主动锻炼。第二阶段：术后7周起加强活动度练习，遵循循序渐进原则，主、被动结合。要求活动范围达到170° /30°　/L1。10～12周内可以进行肌力训练，增加各方向的力量负荷，每2周复查恢复情况。第三阶段：术后3个月后主动活动为主，逐步增加肌肉力量。每月复查康复情况，一般在4～6个月恢复日常生活自理，6～8个月后恢复非对抗性体育锻炼。

（3）出院指导：嘱患者以高蛋白、高钙饮食为主，多吃高纤维清淡食品。详细告知复查时间，定期电话随访，指导督促患者在日常生活中坚持锻炼患肢功能，尽快恢复关节功能。

（三）观察指标

患者术后均随访3个月，患者术前及术后分别在静息状态下和活动状态下进行疼痛视觉模拟（VAS）评分，VAS评分越高，疼痛就越明显；观察患者美国肩与肘协会评分系统（ASES）的肩关节评分，ASES评分越高，功能越好。

（四）统计学方法

采用SPSS 16.0软件进行统计学分析，计量资料以均数 ± 标准差（$\pm S$）表示，采用 t 检验，$P<0.05$ 为差异有统计学意义。

二、康复护理在肩关节术后护理中的应用

（一）止痛治疗

在肩关节术后患者的康复护理中，止痛治疗是重要内容，确保患者处于无痛状态，将为后续的早期功能锻炼提供基础条件。一般情况下，在术后对局部进行冰袋冰敷12 h，即可减轻局部的肿胀、疼痛，减少出血。但在冰敷的过程中，应当注意避免对患者的皮肤造成冻伤，可采用干毛巾包裹冰袋的方式进行冰敷。与此同时，常规给予止痛药物治疗，持续控制患者的疼痛。

（二）早期被动关节活动

在患者的术后康复护理中，早期功能锻炼能够有效防止肩关节的粘连，增加肩关节的活动度，从而为肩关节功能的改善以及恢复创造有利条件。结合实践经验来看，在术后的1 d～3周内可进行被动关节活动以及肌力训练。被动关节活动方面主要有体侧外旋、上肢前屈、内收、外展、钟摆练习等。在进行锻炼前，

结合患者的实际情况以及病情变化，制订科学、合理的锻炼计划。实施锻炼时，护理人员先进行示范，患者在护理人员或者康复师的协助、指导下完成锻炼。以摆钟练习为例，指导患者弯腰90°，使患者的患侧上肢下垂，并使用健侧手扶住患侧肘部，在患侧肩部不用力的情况下，由健侧手用力推、拉患侧上肢前臂，使患侧肘关节在可达到的最大活动范围内划圈，顺时针20圈，逆时针20圈。

(三) 主动关节活动

在术后的4~6周，患者的病情已基本处于稳定状态，此时可适当进行主动关节活动、助力关节活动、肌力训练等。在被动关节活动的基础之上，通过滑轮等工具辅助进行助力主动关节活动，同时加强肌力训练，采取肩袖肌肉等长收缩练习、患侧上肢前屈上举训练等方式进行锻炼。在术后的7~12周可适当进行抗阻肌肉训练，借助哑铃、滑轮、重物等进行辅助练习，促使三角肌肌力的快速恢复。

(四) 心理护理

在肩关节术后患者的康复护理中，早期功能锻炼能够促进患肢功能的恢复，但考虑到患者的心理状况护理需求，还需要密切关注情绪变化，必要时实施对症心理疏导。在心理疏导的过程中告知患者早期功能训练的重要意义，以及其对疾病恢复的作用，增强患者的治疗信心，提高其进行早期功能训练的依从性。

(五) 病情观察

考虑到患肩肿胀、血管以及神经损伤等并发症风险的存在，一方面，在术后康复护理中应当密切关注患者的病情变化，并加强各类常见并发症的预见性护理；另一方面，积极与患者进行沟通、交流，耐心倾听患者的主诉，了解患者的恢复情况，以及是否有疼痛等症状的发生。一旦出现并发症迹象或异常情况，应当及时采取应对措施，必要时告知医师，配合医师进行处理。

（六）出院指导

在患者出院前一天，医生要对患者、患者家属进行出院指导，告知患者术后2周回院进行拆线、复查，并对其患肢功能恢复情况进行综合评估，指导下一阶段的康复锻炼计划。告知患者在锻炼过程中的一些注意事项，如锻炼时出现剧烈的疼痛，并伴有热、红、肿等症状，或者肿胀突然加重，则应当立即停止康复锻炼，并及时就诊。针对锻炼后出现的疼痛，可根据疼痛的程度服用止痛药物，及时进行冰袋冰敷，以达到缓解疼痛的目的。

实践应用的结果表明，肩关节镜手术治疗是一种有效的治疗手段，与传统切开手术相比，该种治疗手段具有显著的优势。但若缺乏系统的康复护理，将对患者的术后恢复产生重要影响。因此，在肩关节镜术后护理中，应当结合患者的实际情况，加强早期功能锻炼、心理干预以及病情观察等内容，促进患者患肢的快速恢复。

第七节　抑郁症患者的康复护理

抑郁症是一种以持久的情感低落、兴趣缺乏和乐趣丧失为核心症状的情感障碍疾病，是较严重的精神疾病之一，慢性病程，容易复发，反复发作可能发展成难治性抑郁，加重病残程度，自杀率为10%~15%，近年来，抑郁症发病呈逐年上升趋势和年轻化，严重伤害了患者的身心健康，对人们的正常生活造成了恶劣的影响，给家庭和社会造成了极大的危害。抑郁症需要长期治疗，且治疗难度大，仅靠药物治疗很难安全有效地控制病情反复发作，如果恰当的治疗配合有效的护理，使患者达到临床治愈，患者的共病会减少，复发率、病残率和病死率会降低，心理社会功能恢复以及生活质量会提高。因此，对抑郁症患者实施有效康复护理是抑郁症治疗成败的重要部分。现将抑郁症患者康复护理研究进展综述如下。

抑郁症，又被称为抑郁障碍，是精神科的一种常见疾病。该疾病主要是以长时间的心情低落为主要特点，常见的病因为遗传、HPA 轴、性激素、神经营养因子等因素。常见的临床症状为心情低落、思维迟缓、认知功能障碍以及意志活动减退等。患有该疾病的患者会严重危害自身的生命安全以及给家属带来思想上以及经济上的困难，所以需要及时进行治疗，否则就会出现严重的后果，会严重危害患者的生活质量以及生命安全。某院选取 2016 年 10 月至 2017 年 10 月来该院的 43 例抑郁症患者并进行了综合护理治疗。

一、资料与方法

（一）一般资料

该院采取随机的原则选取来该院进行治疗的患有抑郁症的患者 86 例，随后采取随机抽签法将患者分为两组，将其命名为常规护理组与综合护理组，每组 43 例。在常规护理组患者中，男 29 例，女 14 例，年龄最高 72 岁，年龄最低 19 岁，平均年龄（43.22 ± 3.56）岁；在综合护理组患者中，男 28 例，女 15 例，年龄最高 71 岁，年龄最低 17 岁，平均年龄（42.96 ± 3.85）岁；所有的患者都符合《中国精神障碍分类与诊断标准（第 3 版）》中关于抑郁症的诊断标准，同时该次试验均经过了患者同意，且所有患者均为自愿参加。除此之外，所有的患者均无重大神经疾病，且无躯体障碍。所有的患者在试验过程中均采取积极的治疗，且经过血常规、尿常规以及肝肾功能等检查无异常情况。患者的基础资料比较差异无统计学意义（$P>0.05$）。

（二）护理方法

两组患者采取不同的护理方法。其中常规护理组患者采取常规护理的方法进行护理，而综合护理组患者采取综合护理的方法进行护理，随后观察两组患者的 HRSD 评分以及生活质量评分等情况。具体的护理方法如下。

常规护理组：常规护理组患者采取常规护理的方法进行护理，主要是护理人员针对患者的病情进行病情护理，包括指导患者用药，实时监测患者的生命指标，一旦患者的生命指标出现了异常情况，需要立即采取必要的措施，以保证患者的生命安全。除此之外，还需要给予患者必要的心理指导，同时还要耐心地解答患者的疑问。

综合护理组：综合护理组患者采取综合护理的方法进行护理，具体的方法如下：①心理护理：由于该疾病的特殊性，所以需要护理人员给予患者一定的心理护理。护理人员要对患者保证积极热情的态度，保证拉近护患关系，需要由具有多年心理护理经验的护理人员对患者进行心理疏导，护理人员要耐心地解答患者的问题，同时还要根据患者的病情来进行有针对性的疏导，注意要重点培养患者对于战胜疾病的信心，必要的时候还需要帮助患者树立对生活的信心，树立正确的三观。除此之外，还要给患者耐心地讲解治疗的方法，以此来消除患者的紧张感以及不安感等负面情况。②认知干预：由于患有抑郁症的患者对于很多问题的认知具有一定的偏差，所以，在对患者进行综合护理的时候，需要十分重视患者的认知干预。在充分了解患者的认知干预的情况下，帮助患者树立正确的认知观念，逐步调整患者的认知偏差。③社会家庭护理干预：抑郁症患者的康复与家庭的帮助是分不开的，必须依靠家庭以及社会的协助，有了家人以及朋友的陪伴，患者的康复效果会更佳。护理人员可以安排一些有趣的社会活动，以此来激发患者对于生活的兴趣，使其感受到社会以及家庭的温暖。由此，由此消除消极情绪，树立积极的生活态度。④用药指导：对抑郁症患者，除了要给予心理干预外，还要进行药物治疗。两者联用，治疗效果更佳。但是在服用药物的过程中，很多患者对于康复缺乏信心，所以出现放弃服用药物的情况。因此，护理人员需要加强对患者的用药指导，防止出现患者放弃用药的情况。⑤环境护理：抑郁症患者的康复需要温馨和谐的环境，较佳的环境可以有效地缓解患者的不良情绪。所以，护理人员需要时常保持病房的空气流通，时常进行开窗通风；同时还可以在病房进行装饰，尽可能使用暖色系的装饰，以此来消除患者的不良情绪。⑥安全护理：对于抑郁症的安全护理十分重要。因为部分患者会出现自残或者自杀的念头。为此护理人员需要在病房建立必要的安全措施。例如，建置窗户防护栏等，还需要护理人员对患者进行实时监控，如果患者出现自残或者自杀的情况，需要及时制止。

（三）评判标准

主要观察两组患者的 HRSD 评分以及生活质量评分等情况。其中 HRSD 评分采取汉密顿抑郁量表对患者在护理干预前以及护理干预后 6 个月的抑郁评分情况，评分中的所有项目均采取得分制。得分制为 0～4 分，患者的得分越高，患者的抑郁程度越高；而生活质量评分采取生活质量综合评定问卷模式，对患者在护理干预前以及护理干预后6个月的抑郁评分情况，评分的每个项目均采取分级制，每个项目分为5个等级，即1～5级。患者的得分越高，患者的生活质量越高。

二、院内康复护理

抑郁症患者容易产生焦虑、快感缺失、自我评价低等负面情绪，长期反复发作会损伤患者心理社会功能。患者反复多次住院，仅用药物治疗病情可能迁延不愈，而药物治疗联合适当的康复护理疗效佳。因此，患者住院期间的康复护理显得十分重要。

(一)安全护理是患者康复护理的基本保障

抑郁症病程中，患者常伴有严重的自杀念头或自虐行为，临床安全护理自始至终不得松懈。入院时，通过对患者进行详细的护理评估，全面了解患者的心理状况，并认真记录，严格交接班，提供无缝隙安全护理。对存在明显自杀、自伤风险的患者，可以安排在便于观察的病室或者大房间内，绝对禁止独处。必要时，24小时家属陪护，随时沟通，动态观察，严防患者发生自杀、自伤等不良事件。同室病友最好能健谈，乐于助人，具有正向感染力，对患者心理康复有一定帮助。抑郁症患者的药必须由护士亲自发放，看服下肚，以防患者藏匿囤积大量药物顿服，蓄意自伤。抑郁症状早晨加重，而周末或节假日医务人员安全意识又容易松懈，是发生自杀恶性事件的高峰期。因此，必须加强早晨、周末或节假日期间的安全巡视。护理人员强烈的安全意识，敏锐的观察能力，有效的护理措施能将威胁患者生命的安全隐患扼杀在萌芽状态，确保患者住院期间人身安全，为患者的康复护理奠定基础。

（二）心理情感护理在患者康复过程中的应用

住院期间，护理人员良好的服务态度，舒适、整洁、阳光充足的住院环境有助于建立护患信任关系，减轻患者的郁闷情绪，促进有效治疗，改善病情。抑郁症状的发生与患者的生活事件有着或多或少的联系，病情轻重、病程长短因个人心理素质而异。因此，利用心理学理论，根据患者疾病发展不同阶段的心理特点，制定有针对性的心理护理干预措施，通过有效沟通技巧，能够扭转患者的消极心理，使其树立治愈疾病的信心，促进患者全面康复。刘静等人通过建立心理护理小组，将心理状态相似的抑郁症患者纳入小组，对患者逐步实施认知行为治疗和健康教育，指导患者之间相互安慰、鼓励，分享应对压力的技巧，以改善患者的抑郁情绪，提高患者对健康教育的知晓率，有效预防复发。通过暗示、移情、宣泄等途径使情志护理应用于抑郁症康复的过程中，也可有效改善抑郁症的临床症状，提升药物疗效，帮助患者树立战胜疾病的积极心态。共情护理应用于抑郁症患者的临床护理中，通过突出共情体验，提供更贴切的照顾，能够让患者得到情感上的满足，改善抑郁程度，提高生活质量。

（三）音乐康复护理对患者的康复作用

音乐能够舒缓情绪，平衡心态，使抑郁症患者忘却烦恼，对患者恶劣心境的改善起到一定的积极作用。音调低沉或者节奏缓慢的乐曲能够使患者的忧伤情绪宣泄出来，高亢、欢快、明朗的乐曲能够提升患者面对生活的勇气与信心，帮助患者摆脱抑郁，促进康复。将个性化音乐康复护理应用于抑郁症治疗中，辅助药物治疗，利用音乐干预原理，选择适合患者的音乐，让患者机体处于放松状态，能够使患者的抑郁程度显著降低，康复认知能力能力提高。另外，通过音乐疗法配合抗抑郁药治疗抑郁症，能够得到良好的治疗效果。早醒、入睡困难和睡眠浅等是抑郁症患者的常见症状，音乐干预使患者的睡眠质量显著提升，使患者的消极情绪暂时缓解。通过个性化音乐对抑郁症患者实施康复护理，帮助患者完成音乐经历和音乐体验，能够使患者的抑郁情绪得到缓解，逐渐提高患者的表达能力和思想意识，加快抑郁症的康复进程和效率。音乐康复护理过程中，患者通过与他人、团体进行交流，对患者互动能力、社会技巧、解决问题等综合能力的提升具有一定的康复意义。通过音乐康复护理活动，患者可以培养兴趣、积累信心，对患者调节自我、丰富生活、愉悦身心等都有一定的促进作用。

(四)健康教育在患者康复护理中的应用

抑郁症患者对疾病知识的缺乏会导致依从性下降，加重抑郁症状，降低临床疗效，延缓心身康复。通过团体知识讲座或者个体面对面讲解，对患者及其家属进行抑郁症的相关知识教育，能够使患者对疾病的临床表现、诱因、药物作用及可能出现的不良反应、心理健康标准等有详细了解，从而正确对待疾病，提高治疗依从性。吕新荣、余征秀的研究通过评估患者的学习需求、文化水平、认知能力，按照健康教育程序由浅入深、通俗易懂、循序渐进对患者进行治疗、保健、康复、预防等全方位的护理健康教育，从而调动患者的主观能动性，使患者痛苦与症状减少，促进患者早日康复。李晓波利用健康信念模式对抑郁症患者康复活动进行教育，通过建立良好的健康信念、增进健康行为，能够使患者正视现实，愉快生活，降低复发率，对患者康复与生活质量的提升都有一定的促进作用，认为值得在康复护理中推广。

三、家庭护理在患者康复过程中的作用

家庭护理是住院治疗护理的延伸，对抑郁症患者的康复起至关重要的作用。家属的心理健康状态好、对抑郁症疾病知识知晓多，便会采取恰当的态度和方法对待患者，保持患者心情舒畅，增进家庭幸福感，指导患者进行合适的社会功能训练，改善患者的焦虑抑郁程度，预防患者情感与心理社会功能退缩，促进患者全面康复。家庭护理能够保证患者积极主动地接受治疗，当患者与他人爆发冲突时，能够及时获得心灵安慰，避免不必要的损伤。家属耐心倾听患者的心声，为患者提供温馨的家庭氛围，使患者能够在家庭中感受到支持、和善、理解及真诚，从而缓解抑郁症状，走出消极、绝望的思想境界，树立阳光的生活态度，促进心理康复。顺畅的家庭护理能够为患者提供周到细致的生活、进食、睡眠、活动等日常照顾，帮助患者塑造良好的个人形象，确保患者营养均衡、睡眠充足、身体功能健全，维持积极向上的情感态势，增强患者康复的信心，减少疾病复发，预防抑郁致残。

四、社区康复

刘晶等人研究提示通过成立社区延伸护理专职小组、出院前对患者进行全面评估、出院后电话回访和上门随访、家庭支持引导以及定期社区集体健康讲座等社区康复延伸护理服务形式，对抑郁症患者实施全系统、全程康复护理干预，患者遵医行为更好，有利于坚持治疗，能够显著改善患者出院后的生活质量和社会功能。唐丽等人研究采用在抑郁症患者社区康复护理中建立患者自我管理小组，由患者个人承担部分治疗护理任务，能够有效

地改善患者的抑郁症状，促进患者形成健康行为，使患者达到心理社会功能康复，更好地融入社会生活。在传统产科护理的基础上实施社区护理干预，能够缓解产后抑郁症状，提高产妇家庭生活质量。社区服务中心对患者健全健康档案、定期随访、提供心理护理、培训患者家属协助社区开展康复护理干预等，能够改善患者的焦躁抑郁情绪，巩固疗效、预防复发。抑郁症患者出院后的社区康复护理在许多城市以不同的模式开展，提高了患者治疗的依从性，提升了患者自我管理能力和家属监管能力，使患者持续保持愉悦的心情生活，患者及家庭的生活质量良好。

综上，本次研究主要从院内康复护理、家庭康复护理、社区康复护理等方面对抑郁症康复护理进展进行研究。通过研究发现，抑郁症患者需要长期治疗与康复护理，需要患者本人、家庭、医院以及社区的共同参与，早期干预，群防群治，帮助患者达到临床治愈和功能复原，让患者早日走出抑郁，重建美好生活，减少患者精神痛苦，降低抑郁症的复发率、病残率、病死率以及家庭和社会的精神与经济负担。

第八节　帕金森患者“面具脸”的康复护理

帕金森病（PD）是一种全球最常见的老年性神经退行性疾病，发病率随着年龄的增加而增长。最新数据显示，中国的老年人口超过2.5亿。我国65岁以上老年人帕金森病的患病率男性为1.7%，女性为1.6%。帕金森的临床表现分为运动和非运动症状，其中面部运动迟缓是帕金森患者常见的运动症状。面部运动迟缓，俗称“面具脸”或“扑克脸”，表现为眉毛、眼睛、面颊、嘴唇等运动的速度、弹性和协调性方面的不足，严重影响口面部功能，造成语言障碍、流涎等。面部运动迟缓与自动控制面部表情的肌肉运动减少或消失有关，给人一种冷漠、不合群等不良感受，严重时会造成社会脱离、认知障碍等严重后果。为减少药物带来的不良反应，改善帕金森患者的“面具脸”体征，国内外学者做了许多尝试。本书通过对相关文献进行综述，为今后研究提供参考。

一、国外康复护理现状

(一)刺激疗法

(1)电刺激疗法。脑深部电刺激疗法(DBS)是针对早期、晚期帕金森患者都有效的治疗方法。该方法的运用受成本、不良反应和部分疗效的限制，疗效又受患者认知能力、用药状况等影响。Simon等人根据脑深部电刺激疗法原理，首次成功将适应性双侧脑深部电刺激疗法(aDBS)运用于帕金森患者，发现该方法刺激时间更短、效果更明显，但由于该次实验样本量较少，且没有对不同药物使用的患者之间进行比较，故在临床使用推广需做进一步分析。

(2)磁刺激疗法。研究显示，深部脑刺激疗法对于改善帕金森患者的运动症状如震颤、运动迟缓、肌强直有明显效果。Park等人将双侧重复经颅磁刺激的方法运用于脑卒中后吞咽障碍的患者，并取得了良好效果。但磁刺激疗法对于口面部、眼周面部肌肉改善的效果尚未有文献进行相关报道。临床上的推广使用需要进一步实验进行验证。

(二)语言疗法

国内研究表明，在常规药物治疗的基础上，通过持续强化构音、发声及口腔轮替等运动，有助于提高患者口面部肌群运动的幅度、速度、协调性和控制能力，提高患者言语清晰度，恢复其面部肌群生理功能。有研究表明，声音训练法（LSVT）能有效改善帕金森患者吞咽障碍。Constantinescu 等人依托远程信息技术，创新使用基于家庭的语言治疗。该方法由于减少了帕金森患者运动障碍以及给交通带来的不便，实施后取得的效果另患者极为满意。目前，只有一个个案报道，因此无法将该方法推广到更广泛的人群。

(三) 音乐疗法

音乐疗法以心理治疗的理论和方法为基础，运用音乐特有的生理、心理效应，使求治者在音乐治疗师的参与下，通过各种专门设计的音乐行为，经历音乐体验，达到消除心理障碍，恢复或增进心身健康的目的。有研究显示，音乐疗法已经成功运用于临床用于改善帕金森患者的行走速度、语言能力等。Saenz 等人通过试验发现，音乐疗法通过歌唱的方法有助于锻炼口、面部周围的肌肉，提高嘴唇运动的速度、能力，改善面部僵硬的状态。

二、国内康复护理现状

(一) 与中医相关技术

(1) 点穴疗法。中医学点穴是推拿学的一部分，其核心在于抑制异常的姿势反射和肌张力，引出或促进正常肌张力、姿势反射和平衡反应。操良松等人根据姿势和控制运动理论联合“国学点穴”联合现代康复运动技术治疗帕金森患者，有效改善患者上下肢协调能力、面部运动迟缓等运动症状，疗效显著，且患者满意度高。

(2) 按摩疗法。按摩是以中医学的脏腑、经络学说为理论基础，并结合西医的解剖和病理诊断，用手法作用于人体体表的特定部位以调节机体生理、病理状况，达到理疗目的的方法，从性质上来说，它是一种物理的治疗方法。从按摩的治疗上，可分为保健按摩、运动按摩和医疗按摩。黄丽珊等人对30例帕金森患者在进行基础护理、心理护理、用药护理等基础上实行运动按摩，改善肌肉、关节的僵硬，促进机体血液循环，达到了良好的康复效果。

（3）中药调理。中医学有“药食同源”的悠久传统，中药调理属中医学范畴。魏江磊等人在常规西药治疗的基础上，使用天芪平颤方（天麻30 g，黄芪15 g，熟地黄12 g，白芍12 g，僵蚕10 g，制南星6 g。加减：便秘者加麻仁10 g；抑郁者加郁金12 g，制首乌12 g；夜尿多者加益智仁12 g），由护理人员水煎取汁，1剂/d，早晚分2次温服，治疗帕金森病运动症状取得了良好的效果。

（4）情志护理。主要是通过护理人员的语言、表情、姿势、态度、行为及气质等来影响和改善患者的情绪，解除其顾虑和烦恼，从而增强其战胜疾病的意志和信心，使患者能在最佳心理状态下接受治疗和护理，达到早期康复的目的。陈清云等根据患者的症状、体征等进行辨证分析，由医护人员及家属共同进行情志护理，患者出院后则以医护定期随访指导家属进行护理干预，针对不同的情绪给予不同的因素刺激，改善了患者的情绪，避免了因为情绪导致的不良事件的发生。

（二）刺激疗法

（1）视听觉刺激疗法。视听觉刺激疗法是通过对视觉、听觉等感觉器官刺激达到康复效果的一种方法。安子薇等人根据刺激疗法原理，运用视听觉刺激（播放节奏感较强的音乐、鼓励患者喊口号等）结合运动训练有效锻炼了帕金森患者的口面部肌肉、四肢协调能力等。

（2）深部脑电刺激疗法。脑深部电刺激术是通过立体定向的方法进行精准定位，在脑内特定的靶点植入刺激电极进行高频电刺激，从而改变相应核团的兴奋性，以达到改变PD的各种症状和由左旋多巴引起的运动障碍的一种神经外科新疗法。王会等人将该方法运用于国内患者发现，脑深部电刺激术能改善患者的静止性震颤、肌肉僵直等症状，有效改善患者的嗅觉障碍，提高患者的生活质量。

（3）运动疗法。运动疗法是指利用器械、徒手或患者自身力量，通过某些运动方式（主动或被动运动等），使患者获得全身或局部运动功能、感觉功能恢复的训练方法。康复医学所要解决的最常见问题是运动功能障碍，因此，运动疗法已成为康复治疗的核心治疗手段。胡春红等人利用运动疗法的原理针对不同时期的患者采取个体化的运动疗法，针对性的训练方法使不同时期的患者达到了各自的康复目标。运动疗法有效改善患者运动功能状况，延缓疾病进展，改善患者症状，值得在临床上大力推广使用。

（三）其他疗法

（1）面部训练法。①皱眉运动：反复练习皱眉和展眉动作；②眼肌运动：用力睁眼和闭眼；③鼓腮练习：紧闭双唇，用力将两腮鼓起，缓慢吐气，最后用力将两腮吸入；④露齿和吹哨动作：尽量将牙齿露出，继之吹口哨；⑤嘴唇动作：噘嘴、微笑、露齿而笑的连贯动作。李囿佑等人通过试验证明，该套面部训练法能不仅锻炼了患者口面部肌肉，也加强了对眉毛、眼肌的运动，对改善面部运动迟缓效果显著。

(2) 口腔器官训练法。包括舌肌主动及被动运动、舌骨的肌力训练等。口腔训练法中与舌肌相关的康复操作复杂，在我国只有在专业医院才有专门的康复治疗。目前，借助舌肌康复器进行康复训练取代了传统复杂的舌肌康复方法。舌肌康复器使用方便，能更加有效地扩大舌头的活动范围，强化舌肌力量和灵活性，增强口轮匝肌、颊肌、喉部内收肌和咬肌等功能及运动协调性，增加舌、口腔对食团的控制能力，促进患者口面部肌肉功能恢复。钱科燕对30例患者采用基础训练和口腔器官训练法相结合的康复训练方法，发现患者的吞咽功能、面部肌肉僵硬有了不同程度的改善。

康复护理是康复医学不可分割的重要组成部分，除包括一般基础护理内容外，还应用于各科专门的护理技术，对患者进行残余机能的恢复。鉴于西药治疗的不良反应，越来越多的康复护理方法被应用于临床，包括国外的刺激疗法、语言疗法、音乐疗法，国内的与中医相关的技术及运动疗法等。康复护理具有提高患者运动的能力，恢复肌肉的力量，改善行走姿势，增强面部肌群协调性，相对药物治疗并发症少，减少侵入性操作带给患者的痛苦，拉近护患关系等优点。

第九节 截瘫患者康复期的综合康复护理

截瘫在医学上讲，是一种相对严重的损伤，通常由交通事故、跌伤引起的脊髓损伤、椎管内肿瘤引起的脊髓压迫损伤以及手术引起的医源性损伤。患者病情稳定后，可转至康复科进行康复治疗，为其重返家庭和社会做好准备。护理工作的重心是患者家属与医生和康复治疗师积极配合，充分利用患者剩余功能的补偿功能。所以，笔者认为，合理有效的康复护理对提高患者的生活质量有积极的作用。

交通事故和其他意外伤害引起的截瘫可对患者造成心理和生理伤害。病人要花很长时间才能走出阴影。对于医护人员来说，在受伤的早期阶段照顾病人尤为重要。

一、截瘫护理基本概述

目前，由于严重的交通事故、从过高处意外坠落导致人体的脊髓、椎管严重损伤、脊髓压迫性损伤以及其他原因造成的医源性损伤致使瘫痪的产生给患者身体、精神带来双重的伤害。面对此种情况，作为医护人员需要高超的护理与心理抚慰病人的技能，使患者病情逐步康复，心情也逐渐平复。待到病情一旦稳定后，便可转入下一步康复治疗的工作，为患者重新踏入社会和回归家庭做好准备工作。其中，在护理中最重要的是护理人员及时与医生、康复治疗医师严密地进行配合，让患者所保存的机体功能一步一步恢复。由此可见，在面对截瘫患者中，医护人员的护理工作也是不容小觑的。

二、综合护理截瘫患者的措施分析

(一) 截瘫患者的心理护理

当一个人在遭受巨大的打击之后，不论是身体上的损害，还是精神上的折磨，都需要从心理上予以纾解。尤其是在面对截瘫患者时，其身体已经遭受了严重的致残性损伤，绝大部分生活上已经不能自理，此时他们的心理将会面临前所未有的压力。从心理上觉得这一切都不是真的，也会怀疑这事为什么会发生在自己的身上，紧张焦虑在所难免，他们对治疗抗拒，不愿接受治疗，更有甚者可能会产生轻生的念头。为了消除患者此时的顾虑，给他们树立自信心，主动积极地配合治疗与康复治疗，护理人员从心理上做工作显得尤为重要。首先，护理人员要与病人以及其家属之间建立良好的关系，从细微处关心其基本生活，避免一些刺激性的话语，时时掌握病人的心理状态，对他们进行必要的劝慰与心理疏导工作，使他们保持心情愉悦的状态接受治疗。积极向上的心理有利于缓解病人的心理压力，改善治疗环境，从而使患者早日康复。

（二）截瘫患者的肢体护理

截瘫患者心理得到一定的平复状态时，医护人员要同步进行相应的肢体康复治疗，并且这部分工作越早进行，对患者的康复效果越好。这一方面可以使患者肢体的伤残程度能够降到最低；另一方面也能够极大减少并发症的产生。例如，压疮、局部淤血等，从一定意义上而言，也能够提升病人的自信心，让其勇敢地面对生活。截瘫患者一般肢体的运动功能全部丧失，肌肉发生萎缩，一些主要的关节极度僵硬。护理人员要对病人进行肢体被动训练，使其关节保持必要的活动量。例如，踝关节保持在90°左右，这样就可以尽可能地避免足下垂。护理人员也要配合康复治疗师，根据患者自我的主要情况，逐步提升肢体锻炼的强度，使患者肢体的肌肉力量强度慢慢恢复，锻炼病人自我翻身、进食、穿衣等生活自理的主要能力，使他们接受现实、面对现实及改变现实。

（三）截瘫患者的卧床护理

截瘫患者由于其身体基本不能活动，颈部对他们来说是重要的部位，时刻要注意颈部，使其免于第二次伤害。因此，卧床护理的重要性也是不言而喻的。卧床截瘫患者一般常见的并发症有：肺部感染、压疮和局部部位严重淤血等。这需要护理人员对患者进行密切的关注与护理，首先要间隔一两小时对他们翻身，对身体进行全面的按摩，疏通血液，这样可以进一步减少压疮的出现。如果一旦有这种迹象，护理人员要加大对患者翻身的频率。给患者进行翻身时，必要的拍背等还是必不可少的，尽量使患者进行自我咳嗽与深呼吸，使患者肺部堆积的痰液尽快地排出去，减少患者感染肺炎的概率。与此同时，患者的营养要跟上，高蛋白、低脂肪、高热量的饮食结构有利于他们肌体各项功能的逐步恢复，促使血液循环畅通。患者的床单、被褥等物品要保持干净、清洁、卫生，适时更换这些必备的物品。

（四）截瘫患者的大小便护理

长期卧床的截瘫患者大多大小便等无法自理，受机体功能的影响，有时候也会发生排泄功能障碍等情况。这种情况日积月累最终会产生泌尿系感染等不利影响，给瘫痪患者虚弱的身体造成进一步伤害。护理人员要对患者的尿道口及时清洁，利用生理盐水或酒精擦拭清洁尿道口或外阴，每天用1/5 000的呋喃西林或生理盐水加碳酸氢钠冲洗膀胱2次，每2h开放导尿管引流尿液1次。每天记录患者的尿量升数、颜色及异味，发现状况及时治疗，避免感染以及膀胱萎缩等情况发生。如果发生感染迹象，要利用适量的抗生素进行敏感试验，排查病原，使患者养成定时排便的习惯。

（五）截瘫患者的安全护理

任何人都会把身体安全放在重要位置，同样，截瘫患者的安全问题更是毋容置疑。其行动不便，护理人员要时刻注意他们，防止他们从床上跌落、磕碰等状况的出现。在患者饮食上，避免食物的温度过高造成烫伤，过夜并且腐败的食物尽快处理掉，以免给患者误食；与此同时，将一些具有危险性的锐器妥善安放，密切观察截瘫患者的动向，防止他们有轻生念头的出现。其次是要加强对患者心理的开导教育工作，提升患者对未来生活的自信心，并指导家属予以关怀和体贴，激发患者对生存的意愿及对亲属的眷恋，从而放松心情，减少焦虑、恐惧和抑郁心理。

对截瘫患者进行康复护理治疗的最终目的是让患者能够重新面对生活、接受生活，使他们丧失的机体功能逐渐恢复，然后达到基本的生活自理的地步。顺利地回归到正常的社会中来，并且力所能及地实现其经济独立、心理平衡、人格尊严。同时医院短时间的康复护理训练是不能满足患者康复需要的，应把康复护理贯穿日常生活当中，让患者在出院后得到长期的、合理的康复训练，以达到患者完全康复为最终目标。

三、高位截瘫患者康复过程中的心理护理

高位截瘫是指第2胸椎以上的脊髓横贯性病变引起的截瘫，一般都会出现四肢瘫痪，肢体感觉运动消失，大小便障碍。本病多由各种意外事故引发，如高空坠落、车祸、其他原因摔伤等。其病情复杂，并发症多，预后差，可导致大多数患者终身残疾，患者在患病前后出现极大的心理落差，可造成各种心理障碍。所以，临床的护理更要着重做好患者的心理护理，帮助患者树立重新生活的信心，以乐观积极的人生态度应对疾病及生活。

（一）高位截瘫患者的心理特点

1. 疾病初期的心理特点

由于高位患者的高位截瘫事发突然，患者和家属无任何心理准备，不相信此种不幸会降临在他们头上，所以会产生震惊和

恐惧心理，表现为极度恐慌和孤独无助。同时，他们强烈要求对患者进行救治，并希望能够治愈。此时，患者和家属可能情绪不稳，急躁易怒，对护理要求较高，容易和护理人员发生冲突，比如一有不满，就会对医护人员指责或大吼。患者面对突然截瘫的事实和生活不能自理的现状，可表现出否认和期望的双重矛盾心理，一方面不相信病情的严重程度；另一方面又对医师的护理人员寄予过高的厚望，期待能够治愈。

2. 住院治疗过程中的心理特点

高位截瘫患者中的大多数往往正处青壮年，他们是整个家庭的支柱，面对突然的打击，容易出现消极心理，表现为自暴自弃，拒绝进食，不配合治疗，也不愿进行主动的锻炼等行为。有些年老患者担心以后成为子女的负担，因为年事已高，他们对治疗失去希望，甚至会产生绝望轻生的念头。住院治疗一段时间以后，经过医护人员的精心治疗和护理，以及家属的细心照顾，疾病可以出现不同程度的好转，患者此时又树立起战胜疾病的信心，重新燃起康复的希望，进而积极主动配合治疗和护理，和医护人员沟通，想了解更多有关疾病的信息，愿意主动进行功能锻炼，愿意尝试所有可以帮助他们康复的治疗方法。

3. 出院前的心理特点

面对身体的残疾和丧失劳动力的现状，患者会产生自卑心理，他们对能否适应将来的生活没有自信心，感到无法面对众多亲人和朋友。这些因素也会让他们产生焦虑心理。

（二）高位截瘫患者的心理护理对策

1. 疾病初期的心理护理

（1）做好首诊接待工作。首诊接待护理人员的服务质量直接影响患者对科室的整体印象。因此，患者初入院时，护士应微笑服务，热情接待，详细介绍病区环境和注意事项，对他们的问题给予耐心解答。对他们的不良情绪或冲动言行，护理人员应该保持冷静，充分理解他们的处境，用自己真诚的爱心去感化患者与家属。同时要向家属介绍高位截瘫的相关知识，帮他们教会照顾病人的方法，包括翻身方法、饮食指导、皮肤和大小便的护理、压疮的预防、四肢功能锻炼等。

(2) 安抚患者和家属的不良情绪。针对患者和家属的震惊和恐惧心理，医护人员通过细致耐心的服务，给予必要的心理支持，让他们明白目前病人已脱离危险，在医院接受治疗。护理人员要耐心倾听他们的诉求，针对他们的需要给予满意的答复，以消除患者和家属的紧张和不安心理，尽量满足他们的要求，理解和尊重他们，从而提高他们的依从性，以使他们配合治疗和护理。

2. 治疗过程中的心理护理

(1) 针对患者消极心理的护理对策。对于存在消极心理的患者，可向他们讲解疾病的相关知识，讲述医院以往的康复案例，以增加患者的治疗信心。随着患者对疾病产生正确认识心理，情绪逐渐稳定，护理人员要择机将他们的病情、手术情况及恢复预后逐条告知，鼓励他们积极配合康复训练，进一步强化他们战胜疾病的信心。

(2) 针对有自残、自杀心理者的护理对策。对于心理极度消极，有一定自残、自杀心理的患者，医护人员要密切交接班程序，确保病房环境安全，一定要避免把这种患者安排在靠窗户的床位。同时，护理人员要给予必要和及时的心理疏导，引导他们树立正确面对困境的人生态度，向他们讲述一些身残志坚的成功案例，以帮助患者重新树立生活的勇气和信心。

(三)出院前的心理护理

出院前，护理人员应和家属多多沟通，鼓励他们在回家以后坚持进行康复训练，以促进肢体功能的进一步恢复。护理人员向家属做耐心细致的解释工作，使其理解和体谅患者，给予患者精神和生活上的支持，使患者能够感受到生存的价值和家庭的温暖。对于情绪已经比较稳定的患者，鼓励其最大限度地做到生活自理，积极从事一些适合自己并且力所能及的工作，以从容而理智的心态面对即将回归的社会生活。

高位截瘫患者产生不同程度人心理障碍是患者遭受突然打击后必经的心理变化过程。高位截瘫的治疗也具有长期性、复杂性、并发症多、预后不佳等特点。患者因肢体功能丧失程度、大小便控制能力的不同，以及社会因素，如性别、年龄、职业、家庭、经济等的不同，其心理状态各有差异。护理人员应该了解高位截瘫患者的心理基调，掌握其演化规律，在护理工作中要保护患者的心理承受力，设法消除伤害患者的各种因素。护士要经常同患者及家属保持密切接触，以便了解到他们的情绪变化，主动给予他们心理安抚与疏导。

结束语

康复整体护理是康复医学和整体护理有机结合与发展过程中形成的新兴护理学科，即在整体康复过程中以患者为中心，视患者为生物、心理、社会多因素构成的开放性有机整体，在总的康复医疗计划下，为实现医疗的、教育的、社会的和职业的全面康复目标，与康复医学和其他康复专业人员共同协作，在患者本人、患者家属以及患者所在社区的共同参与下，对患者进行符合康复要求的专业护理和各种专门的功能训练，预防继发性残疾，减轻残疾的影响，满足患者的身心需要，以使其取得最大程度的康复效果并重返社会。康复整体护理以护理程序为基本思想和工作框架，实施系统、计划、全面的护理。康复程序性包括康复护理评估、诊断、计划、实施和评价五个步骤。

(1) 康复护理评定是对患者的功能状态及潜在能力的判断，也是对患者各方面情况的收集、量化、分析及正常标准进行比较的过程。康复护理评定是对伤、残、病患者的功能状况及其水平进行客观、定性和 (或) 定量的描述 (评价)，并对结果做出合理解释的过程。康复护理评定至少应包括躯体功能、言语功能、心理精神功能及社会适应性等四个方面。

(2) 康复整体护理诊断是对康复对象个人、家庭或社会现存的或潜在的康复问题以及康复过程问题的反应的一种临床判断。其特点是以残疾为中心，在明确疾病诊断后，更重视疾病引起的功能丧失，反映出功能水平、障碍的性质、程度和范围，要对运动、感觉、言语、心理、生活、学习及工作的活动功能做出详细评估，更重要的是了解患者的心理状态、生活方式和社会背景，对其做出行为分析和综合评估。

（3）康复整体护理计划与实施计划是护理过程中的具体决策，以护理诊断为依据，使康复对象尽快地恢复功能、重返社会。护理计划应具有个体化差异和动态发展性，且应根据患者病情的变化和护理效果进行调整。康复整体护理实施是将护理计划付诸行动，实现护理目标的过程。

（4）康复整体护理评价是将实施整体康复护理计划后患者的康复状况与预定的护理目标对照，按评价标准对康复护理效果和质量做出评定。

参 考 文 献

[1] 赵翠燕，迟延伟，杜彩云．整体护理模式在血液透析病人护理中的临床应用 [J]. 中国卫生产业，2014，2(6)：48–49.

[2] 杨淑坤，张小娟，王饶萍．心理护理运用于血液透析病人护理中的效果评价 [J]. 医药卫生：文摘版，2016，4(12)：113–114.

[3] 夏莉，温玉，王燕．浅谈“五 E”康复护理对维持性血液透析患者生活质量的影响 [J]. 求医问药：学术版，2015，9 (9)：25–26.

[4] 李文晶，于颖，高飞，等．浅谈血液透析病人的心理护理与透析护士心理素质 [J]. 中国美容医学杂志，2015，20 (s5)：227–228.

[5] 王娟，杨洪玉．基层医院血液透析病人的护理及健康教育 [J]. 世界最新医学信息文摘：连续型电子期刊，2015，5 (63)：193–194.

[6] 沈渔邨．精神病学 [M].5 版．北京：人民卫生出版社，2009：559–561+572–573.

[7] 陈素霞，刘青丽，王立峰，等．综合护理干预在抑郁症患者中的临床应用分析 [J]. 临床合理用药 .2015.8 (11A)：156–157.

[8] 王艳芹．参与型护理模式对抑郁症患者负面情绪和生活质量的影响 [J]. 齐鲁护理杂志，2014，20(15)：17–19.

[9] 杨佳音．心理护理干预在抑郁症患者中的临床应用 [J]. 中

国医药指南，2016，14(18)：256–257.

[10] 王兆香 . 人性化护理干预在抑郁症患者中的应用 [J]. 现代医药卫生，2013，29(21)：3300–3302.

[11] 王兰 . 心理护理改善抑郁症患者认知功能的效果分析 [J]. 中国继续医学教育，2017，9(01)：246-247.

[12] 刘静，陶筱琴，祁佳，等 . 小组心理护理对抑郁症患者情绪及健康教育效果的影响 [J]. 护理管理杂志，2015，15 (09)：670–671，680.

[13] 谢育花 . 情志护理在抑郁患者情感障碍康复中的应用效果研究 [J]. 黑龙江医药，2016，29(05)：1012–1013.

[14] 沈荷红 . “共情护理” 模式在抑郁症患者临床护理中的开展效果分析 [J]. 中医药管理杂志，2015，23(17)：53–55.

[15] 杨春波 . 个性化音乐康复护理在抑郁症患者中的应用价值探讨 [J]. 中国医药指南，2017，15(05)：244–245.

[16] 董美芝 . 个性化音乐康复护理在抑郁症患者中的应用及效果评价 [J]. 中国医学工程，2016，24(07)：25–28.

[17] 马学森，李凌，曾珍 . 音乐疗法结合抗抑郁药治疗抑郁症的疗效分析 [J]. 当代医学，2016，22(14)：81-82.

[18] 朱燕春，樊迪，李慧，等 . 音乐治疗对抑郁症患者睡眠质量的效果分析 [J]. 国际精神病学杂志，2016，43 (06)：1008–1010.

[19] 徐伟琴 . 个性化音乐康复护理在抑郁症患者的应用效果分析 [J]. 中国现代医生，2014，52(17)：96–98+102.

[20] 吕新荣 . 健康教育程序在抑郁症患者护理中的临床应用效果评价 [J]. 实用临床护理学杂志，2017，2(04)：133+135.

[21] 余征秀 . 抑郁症患者护理中健康教育程序的应用 [J]. 中

国卫生标准管理，2014，5(13)：91–93.

[22] 李晓波 . 健康信念模式在抑郁症患者康复中的应用 [J]. 中国医药指南，2014，12(15)：385–386.

[23] 田素英，姚宁，家庭护理模式对住院抑郁症病人病情及社会功能的影响 [J]. 全科护理，2009，7(07)：1725–1726.

[24] 高丽娟 . 综合护理用于抑郁症患者康复的临床效果分析 [J]. 中国实用医药，2014，9(22)：224.

[25] 张俊霞 . 综合护理干预在促进抑郁症患者康复中的应用效果 [J]. 吉林医学，2015，36(12)：2677–2678.

[26] 刘晶，王文胜，黄河香，等 . 社区康复延伸性干预对抑郁症病人社会功能与应对方式的影响 [J]. 蚌埠医学院学报，2017，42(04)：536–539+542.

[27] 唐丽，蒋蓓，陈文雯，等 . 自我管理小组在抑郁症患者社区康复护理中的应用效果评价 [J]. 护理与康复，2017，16(02)：112–114.

[28] 王青，高振玲 . 产后抑郁症社区护理干预效果分析 [J]. 中医临床研究，2016，8(26)：79–80.

[29] 张秀梅 . 中老年妇女抑郁症患者的社区护理干预 [J]. 实用妇科内分泌杂志，2016，3(14)：137–138.

[30] 周云菊，周蕊芬，熊水莲 . 综合护理在女性抑郁症康复中的应用 [J]. 护理研究，2016，30(14)：1714–1715.

[31] 李会，穆喜术，李淑芬，等 . 综合护理干预措施对抑郁症患者自杀态度和自我接纳的影响 [J]. 神经疾病与精神卫生，2016，16(5)：574–577.

[32]Stanley D.Integrated Care Pathways for Airway Diseases[J]. Lancet Respiratory Medicine，2016，4(2)：106.

[33] 任巧玲，李遵清，吴虹，等 . 希望理论在抑郁症患者临床康复护理中的应用效果 [J]. 中华现代护理杂志，2017，23(33).

[34] 罗玲凤 . 产后抑郁患者综合护理干预的效果评价 [J]. 山西医药杂志，2017，46(11)：1390–1391.

[35] 黄学英，隋淑雪 . 肿瘤患者的康复护理 [J]. 中国康复，2003，18(5)：307-307.

[36] 陆箴琦，赵蕊，丁桂芬，等 [M]. 现代肿瘤学 .2 版 . 上海：上海医科大学出版社，2000，616–617.

[37] 蒋雪梅，颜爱英，伊永娟 . 肿瘤患者的康复护理特征 [J]. 中国组织工程研究，2004，8(14)：2681–2681.

[38] 刘翠香 . 对肿瘤患者的康复护理 [J]. 包头医学院学报，2009，25(6)：79-80.

[39] 朱开梅，盛辉，蔡忠香，等 . 恶性肿瘤患者化疗前的心理问题及护理 [J]. 护理学杂志，2003，18(10)：49–50.

[40] 蒋梅 . 肿瘤科护理康复之我见 [J]. 医学信息旬刊，2011，24(1)：186.

[41] 苏桂治，冯敏毓 . 肿瘤患者康复期的护理 [J]. 黑龙江医学，2006，30(4)：306.

[42] 孙兴玲 . 浅谈心理护理对生活质量的影响 [J]. 护理研究，2001，15(5)：250.